PÃO
CETOGÊNICO

Receitas de Pão Caseiro para uma Dieta de Baixo Teor de Carboidratos: Pães, Rolinhos, Pão de Forma, Pão de Milho, Muffins, Bolachas, Tortilhas, Pizza e Receitas Sem Glúten

KELLY KETLIS

ISBN: 978-1-80144-917-5

Aviso legal

2

Tabela de Conteúdos

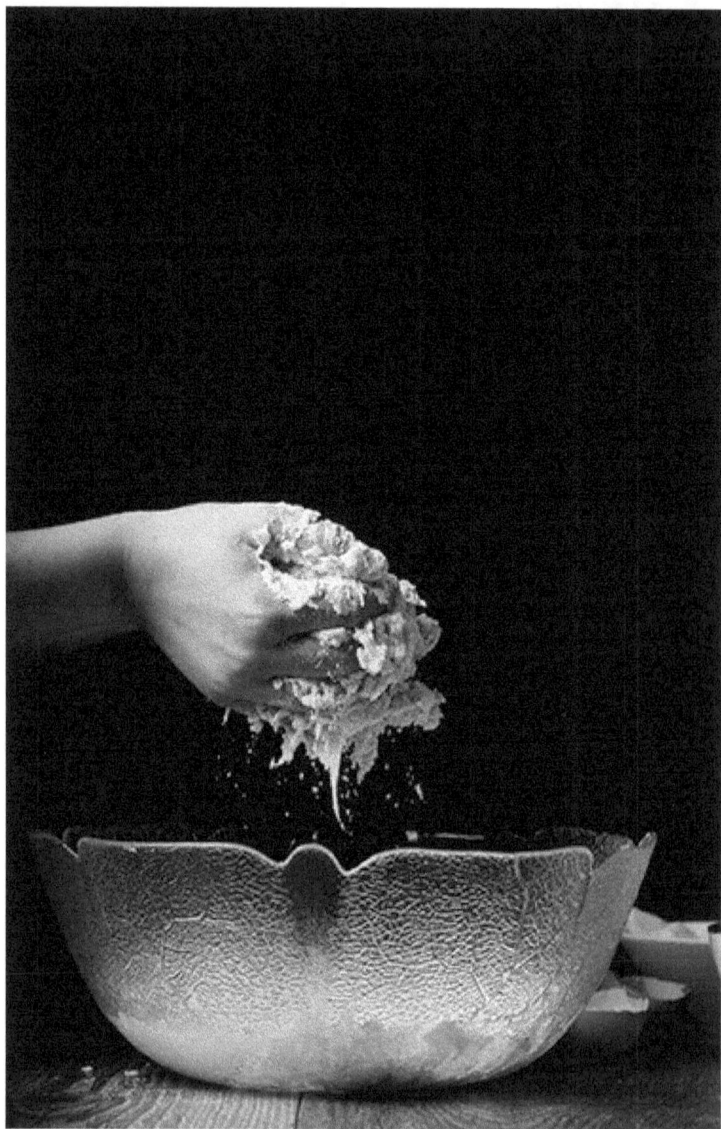

INTRODUÇÃO

Então, você deu o grande passo e quer fazer pão caseiro. Se é a primeira vez, pode ser um pouco avassalador no início, mas ninguém é perfeito na primeira vez! Mas felizmente você tem este livro em suas mãos, que o ajudará a preparar deliciosas receitas e lhe dará conselhos práticos e úteis.

Os capítulos seguintes descrevem em detalhes as receitas deliciosas e fáceis que você pode fazer com sua panificadora. Você pode ser um iniciante, sem ideia de como cozinhar, ou você pode ser um padeiro avançado e está procurando expandir suas habilidades.

Este livro de receitas é adequado para qualquer nível de habilidade na cozinha. Os ingredientes serão discutidos e dados com clareza, os procedimentos serão detalhados e você encontrará tudo o que precisa para ter certeza de seguir os passos. Você também terá informações nutricionais para saber o que está consumindo.

Se você é intolerante ao glúten, não se preocupe. A boa notícia é que existem alternativas saudáveis que podem lhe oferecer benefícios a longo prazo. Estas alternativas são saudáveis, deliciosas e fáceis de preparar, portanto será mais fácil para você comer alimentos sem glúten. Você pode encontrar muitos alimentos embalados sem glúten em supermercados, tais como biscoitos, pão, bolos e muito mais, mas por que não apreciá-los caseiros? Não podemos comparar o sabor do pão recém cozido com eles. Espero que, neste livro, você se apaixone por assar no forno.

Antes de cozinhar, deixe de lado todas as expectativas que você possa ter em relação à cozinha. Até hoje, é muito provável que você tenha preparado receitas de uma certa maneira para toda sua vida. Quando as pessoas cozinham com ingredientes sem glúten, mudar a farinha pode ser uma tarefa difícil.

Esta é a primeira vez que você mistura pão sem glúten? Você deve saber que ele parece diferente dos pães tradicionais. E pode até parecer diferente ao toque.

Mas esta é a singularidade do pão sem glúten. Deve ter a densidade e a espessura da massa para garantir uma boa cozedura. Por enquanto, fique com as receitas - após um pouco de prática (e fracasso), você aprenderá a fazer um pão sem sequer olhar para as receitas! Tudo isso requer tempo e paciência de sua parte. Durante a preparação, você pode ser tentado a fazer mudanças se sentir que a massa em que você está trabalhando não parece correta. A massa pode estar muito seca, então você acrescenta água. Pode estar muito úmida, então você acrescenta farinha. Você aprende e domina o básico, portanto, se você estiver confortável com o processo básico, você pode mudá-lo a seu gosto. Quando estiver pronto, você pode ir para o primeiro capítulo.

Lá discutiremos diferentes farinhas a serem usadas quando você começar a usar sua máquina de pão. Para muitos, é aqui que eles ficam presos ao cozimento. Para assar e cozinhar regularmente, há uma farinha "mágica" utilizada em quase todas as receitas.

Enquanto existem algumas receitas nas quais é possível usar um tipo de farinha, em outras há combinações de duas ou três farinhas para tornar o trabalho de cozinhar sem glúten mais fácil e mais saboroso. No próximo capítulo, eu guiarei você sobre os diferentes tipos de farinha a serem utilizados e como utilizá-los.

A economia de fazer seu próprio pão é imensa; é raro que um pão caseiro custe mais de um euro. Compare com os preços que você encontra na prateleira da mercearia e considere o fato de que você provavelmente consumirá vários pães a cada semana. Obviamente, esse pão comprado na loja não só tem um preço mais alto, mas também condicionadores de massa, aditivos, conservantes e muito açúcar. Esse pão está cheio de coisas saborosas como propionato de cálcio, sulfato de cálcio e iodato de potássio. Você não só está gastando dinheiro extra, mas também está comprando um monte de produtos químicos estranhos.

Eu diria que aprender como fazer florescer fermento, amassar e assar um pão saboroso em casa é muito menos complicado do que descobrir que tipo de produtos químicos estranhos você dá à sua família todos os dias, certo?

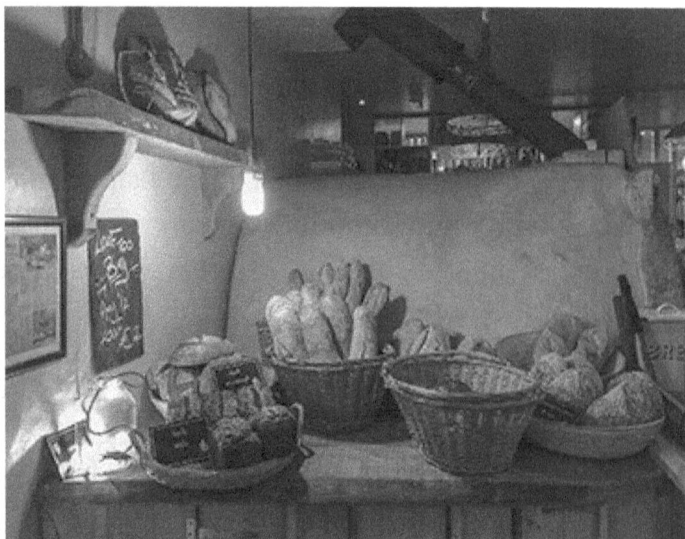

Compreendendo a farinha

Farinha de trigo

Diferentes tipos de trigo produzem diferentes tipos de farinha. Nem todos os tipos de farinha podem produzir massa de pão de qualidade. O teor de proteína é o fator mais influente para determinar se um tipo de farinha deve ser usado para pão. O conteúdo proteico da maioria das farinhas está diretamente relacionado com o glúten disponível que a farinha pode criar.

O glúten é uma grande molécula proteica que, quando hidratada, forma cadeias de proteínas que emaranham e dão à massa a estrutura que a mantém unida. Esta estrutura captura então as bolhas de gás criadas por leveduras, vapor ou produtos químicos de levedura que fazem o pão subir.

Farinha de massa

A farinha para panificação tem um teor muito baixo de proteínas, em média 7 a 9%. Como resultado, ele tem uma quantidade muito baixa de glúten disponível. Enquanto isto produz bolos macios e tenros, tem pouca estrutura necessária para fazer pão. A farinha para panificação também é tratada com dióxido de cloro ou gás cloro para ajudar no branqueamento. Esta mudança química torna a farinha de bolo mais ácida e menos hospitaleira para as leveduras.

Farinha de trigo integral

A farinha integral de trigo é rica em proteínas, com uma média entre 11 e 15 por cento. Infelizmente, nem toda essa proteína está disponível como glúten. Uma grande quantidade da proteína na farinha de trigo integral é trancada na cobertura de germes e farelo que é moída na farinha. Enquanto o gérmen e o farelo de trigo fornecem nutrientes e fibras saudáveis, eles acabam interferindo na formação do glúten. A massa de pão feita inteiramente de farinha de trigo integral não terá glúten suficiente para manter um aumento significativo. Como resultado, a menos que você goste de pão muito denso e pesado, pode ser uma boa ideia acrescentar um pouco de farinha para todos os fins ou pão ao pão integral.

Farinha para todos os usos

A farinha para todos os fins tem um teor modesto de proteína entre 11 e 12% em média. Esta quantidade de glúten funciona bem com pães que utilizam fermento químico.

Embora a farinha de uso geral possa ser usada para fazer pão fermentado, geralmente não tem a mesma elevação que a massa feita de farinha de pão.

Também vale a pena notar que, como a farinha universal vem de misturas regionais de trigo moído, o conteúdo de proteína pode ser inconsistente de um saco de farinha para o outro.

Farinha para o pão

A farinha de pão tem em média entre 12 e 13% de teor proteico. Como resultado, ele tem glúten suficiente disponível para fazer uma massa que será forte o suficiente para aprisionar os gases liberados pela levedura.

Farinha autolevedante

A farinha autolevedante é na verdade uma mistura de

farinha para todos os usos combinada com fermento em pó químico. É freqüentemente utilizada para pães e bolos rápidos, mas não deve ser utilizada para massa de pão com fermento biológico.

A farinha autolevedante freqüentemente requer peneirar ou bater para quebrar qualquer grupo pequeno antes de incorporá-la com os ingredientes úmidos. A farinha autolevedante deve ser armazenada em um recipiente selado e mantida em baixa umidade para prolongar a vida útil dos levedantes químicos.

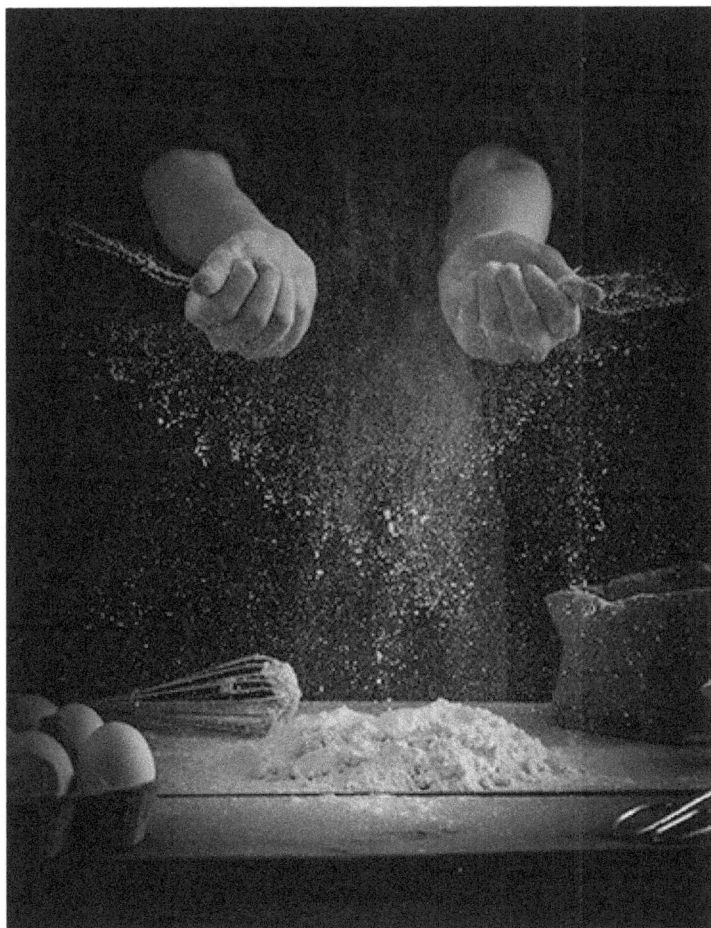

1.

CONCEITOS BÁSICOS DA DIETA CETOGÊNICA

Quero que você saiba que de agora em diante apenas o melhor da saúde espera por você e que o sucesso na superação da diabetes, hipertensão e obesidade não está além de seu alcance e você verá que controlar a ingestão de carboidratos é a maneira mais inteligente e mais fácil de seguir com menos esforço do que você pensava ser possível.

Por favor, experimente as técnicas. Elas funcionam! Eu e muitos outros somos uma verdadeira prova de sua virtude em perda de peso e saúde eterna. Muitos em todo o mundo estão recuperando sua saúde com a dieta cetogênica.

Como parte da dieta cetogênica, você deve reduzir significativamente a quantidade de carboidratos que ingere e concentrar-se mais na ingestão de gorduras saudáveis. **Embora esta seja uma dieta com alto teor de gordura e baixo teor de carboidratos**, não se assuste até que você leia mais sobre a dieta "keto".

Para informação, homens e mulheres adultos americanos consomem quase 50% de suas calorias diárias de carboidratos. **Numa dieta cetogênica padrão, em média, cerca de 70% das calorias vêm da gordura, cerca de 25% vêm da proteína e cerca de 5% vêm dos carboidratos.** Essas porcentagens podem variar em uma faixa de acordo com o indivíduo e suas circunstâncias específicas.

As gorduras, proteínas e carboidratos são chamados **Macronutrientes (muitas vezes chamados de "macros")**, e são necessários em grandes quantidades na dieta humana para que seu corpo possa crescer, se desenvolver e se reparar. Estes macronutrientes fornecem energia para seu corpo sob a forma de calorias. Estes são valores médios para os valores calóricos por grama de cada macronutriente.

9 calorias por grama de gordura

4 calorias por grama de proteína

4 calorias por grama de carboidrato

De acordo com os **Macronutrientes**, seu corpo funciona e precisa de **Micronutrientes** essenciais, que são quantidades muito pequenas de vitaminas e minerais para ajudar seu corpo a manter níveis adequados de energia, metabolismo normal, bom funcionamento celular e sentir-se bem tanto mental quanto fisicamente. Como parte dos micronutrientes, você já deve ter ouvido falar em **Macro Minerais** (necessários em grandes quantidades) versus **Minerais do traço** (necessários em quantidades muito pequenas).

- *Macro Minerais:* os principais macros minerais que seu corpo necessita são magnésio, enxofre e eletrólitos múltiplos compostos de cálcio, cloreto, fósforo, potássio e sódio.

- *Minerais do traço:* os principais minerais traços que você precisa são cromo, cobre, iodo, ferro, manganês, molibdênio, selênio e zinco.

Você poderia se perguntar: "Mas é a proteína?" Eu terei o suficiente? Não há problema. Esta dieta também encoraja você a consumir proteínas adequadas e moderadas!

No entanto, não se pode comer muita proteína para obter melhores resultados. Caso contrário, **você pode aumentar seu nível de insulina o suficiente para evitar a perda de peso**. Embora a proteína não aumente o alto nível de insulina tanto quanto os carboidratos, ela aumenta de qualquer forma. A gordura tem um efeito mínimo e muito pequeno sobre os níveis de insulina. Muitas pessoas não se dão conta disso.

A dieta cetogênica é uma excelente opção para a maioria das pessoas e é altamente eficaz. Entretanto, se você tiver certas doenças ou distúrbios, você deve consultar primeiro seu médico. Fazer mudanças em sua dieta pode afetar seu tratamento e seu corpo.

Se eles disserem que está tudo bem, então continue. A dieta é eficaz se você a seguir corretamente e consistentemente por algum tempo. Não apresentará resultados por um ou dois dias, mas terá efeitos duradouros dos quais você poderá se beneficiar.

As dietas citogênicas não devem ser tomadas como uma dieta simples, mas como parte integrante de um novo estilo de vida. A eficácia e o sucesso das dietas cetogênicas serão sentidos, experimentados e vistos apenas quando se encontrar a disciplina e a coragem para dar o primeiro passo em frente.

Como você pode ver, as dietas cetogênicas podem ajudá-lo a obter benefícios, e são esses benefícios que o manterão ativo quando você fizer essa mudança na dieta.

Imagine poder ver as balanças que lhe dizem sua perda de peso dentro de algumas semanas após estar em cetose e poder ficar com seu peso saudável sem medo de recuperá-lo.

Que tal visitar seu cardiologista após um intenso impulso de cetose e ter seus medicamentos para hipertensão e outros problemas metabólicos removidos? Estas noções não são irracionais e podem ser realizadas com compromisso.

Uma boa dieta cetogênica ajudará você a obter sua energia da gordura, uma fonte de energia mais sustentável do que os carboidratos.

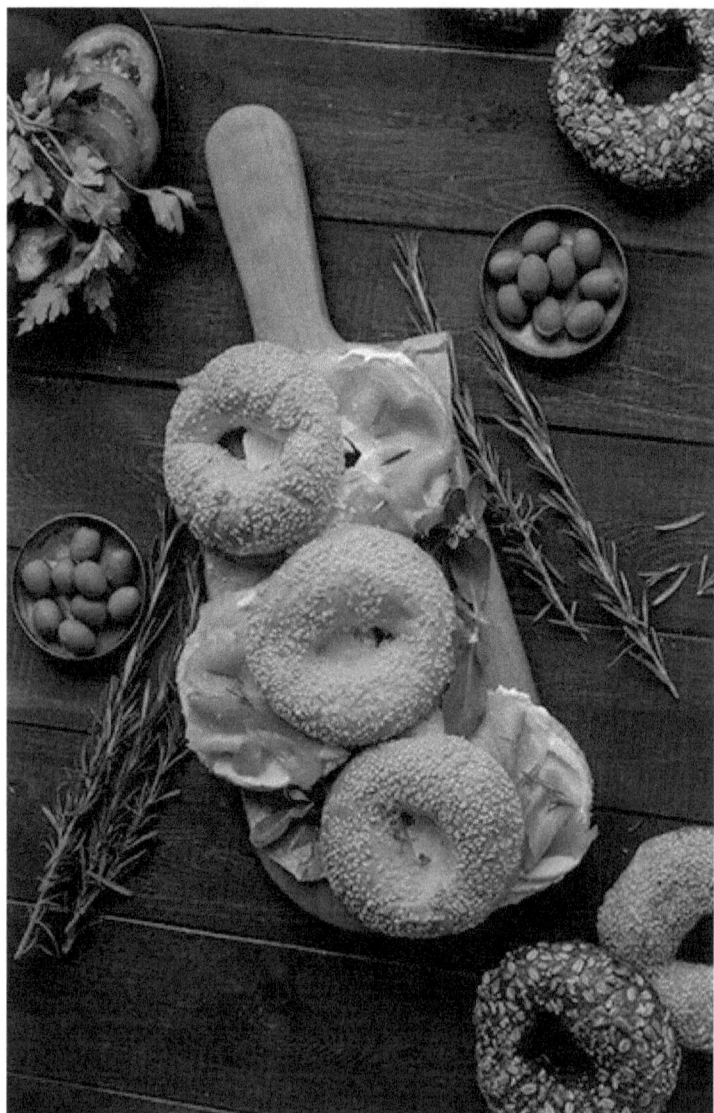

Benefícios da dieta cetogênica

Pesquisas recentes descobriram que a dieta keto pode estar associada a alguns fatores de risco cardiovascular, tais como obesidade, diabetes tipo 2 e níveis de colesterol HDL, embora pesquisas de longo prazo não estejam atualmente disponíveis.

Regular seu apetite

Na maioria das vezes, a razão pela qual acabei abandonando um plano de dieta é porque me sentia cansado e, acima de tudo, com fome.

A maioria das dietas que tentei seguir no passado eram tão restritivas que eu mal tinha a satisfação de comer o suficiente e me sentir cheio. A dieta Keto faz você sentir fome após os primeiros dias, quando seu corpo ainda está se acostumando com a gordura como fonte de energia. Quando seu corpo começa a queimar a gordura armazenada, você se sentirá mais enérgico e o alto teor de gordura o fará sentir-se cheio.

Não parece que você esteja realmente fazendo dieta,

porque ainda pode comer a maioria das coisas que ama, exceto talvez hidratos de carbono. Ao contrário dos carboidratos, a gordura não é digerida rapidamente, por isso você se sente mais cheio por mais tempo.

Portanto, você não vai sentir fome com tanta frequência. Quando você come mais carboidratos, especialmente carboidratos glicêmicos, seu corpo os queima rapidamente e você acaba sentindo fome muito cedo.

Ao implementar esta dieta, você cuidará destas dores de fome aleatórias e regulará seu apetite com gorduras elevadas de açúcar no sangue e vegetais com alto teor de fibras.

Ajustar seu apetite também desempenha um papel importante para ajudar você a perder peso. Quando você não está com fome, muitas vezes acaba comendo menos do que antes e reduzindo a quantidade de calorias consumidas.

Portanto, basta se preocupar com mais calorias para queimar.

Ajuda a controlar seus níveis de açúcar no sangue

Já vimos como a ingestão de carboidratos é responsável pela liberação de glicose na corrente sanguínea. É por isso que experimentamos um aumento imediato em nossos níveis de energia quando consumimos carboidratos.

Como você sabe, o hormônio chamado insulina é responsável pela regulação de nossos níveis de açúcar no sangue. No entanto, a insulina não funciona como é suposto funcionar para algumas pessoas. Ele não regula os níveis de açúcar no sangue, o que, em última instância, resulta em diabetes tipo 2.

Este fenômeno da insulina que não funciona corretamente durante um longo período de tempo é conhecido como "resistência à insulina". Pesquisas recentes mostraram que a resistência à insulina é uma das principais causas de risco de doenças cardiovasculares.

Portanto, se você for resistente à insulina, a Dieta Keto pode ajudá-lo a aliviar o risco de diabetes tipo 2. Isto porque a quantidade de açúcar liberada na corrente sanguínea é reduzida como resultado da redução da ingestão de carboidratos. Mesmo se sua insulina não funcionar como esperado, seus níveis de açúcar no sangue não aumentarão e você provavelmente não terá que se preocupar com o diabetes tipo 2.

A dieta keto é apropriada mesmo que você tenha diabetes tipo 2. Na verdade, ele pode ajudá-lo a controlar seu diabetes com o mínimo de medicamentos graças à redução da produção de açúcar/glicose.

Ajuda a regular seus níveis de pressão arterial

A hipertensão tornou-se um problema doméstico comum hoje em dia. Isto aumenta os fatores de risco para vários distúrbios relacionados com o rim, distúrbios cardíacos, etc., portanto, você não pode se dar ao luxo de fazer vista grossa à hipertensão.

Uma das sugestões comuns prescritas pelos médicos, como parte do tratamento da hipertensão, é reduzir a ingestão de sal. Isto porque o sal pode aumentar seus níveis de pressão sanguínea.

Bem, não podemos todos aceitar esta sugestão de

uma pitada de sal, podemos? Seus alimentos não terão o mesmo sabor sem a adição de sal.

Eis a boa notícia: você não precisa reduzir a ingestão de sal, desde que não seja excessivo se seguir esta dieta.

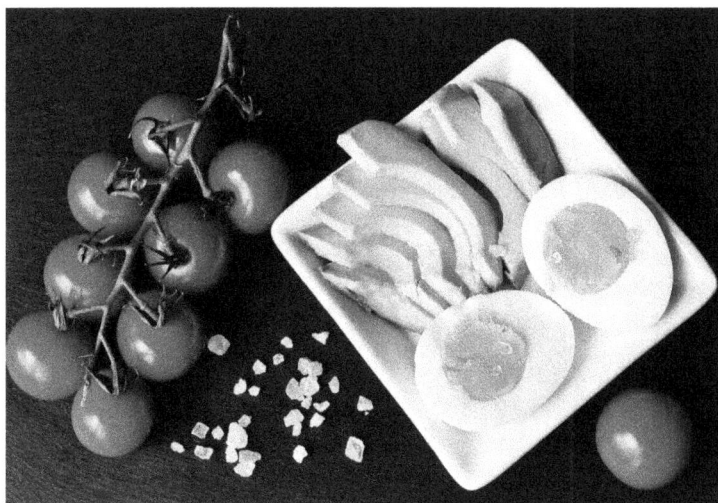

A dieta Keto ajuda a controlar os níveis de pressão sanguínea, mesmo sem reduzir a ingestão de sal. Vamos ver como esta dieta pode fazer isso:

- **Quando você come alimentos ricos em**

carboidratos, seus níveis de açúcar no sangue aumentam automaticamente. Muitos problemas surgem a partir de nossos erros à mesa. Por exemplo, baixar o açúcar não só mantém a linha, mas também protege as artérias, os ossos e o cérebro. Na verdade, um efeito da hiperglicemia é reduzir a quantidade de alimentos que vai para o cérebro.

• **Ao reduzir sua ingestão de carboidratos, você controla essencialmente seus níveis de açúcar no sangue.** Quando seu açúcar no sangue está sob controle, você não precisa se preocupar com vasos sanguíneos contraídos ou pressão alta, a menos que você tenha uma condição subjacente específica que esteja causando a pressão alta.

• **Uma das principais razões para a hipertensão é a resistência à insulina.** Acabamos de ver como a dieta keto desempenha um papel importante no gerenciamento da resistência à insulina, fazendo com que você reduza sua ingestão de carboidratos.

• Você verá como a dieta keto ajuda a reduzir a

quantidade de gordura visceral armazenada em nosso corpo. **A redução da quantidade de gordura visceral ajuda a controlar a resistência insulínica.** Isto também ajuda a reduzir o risco quando se trata de diferentes condições cardíacas. Com a resistência à insulina administrada, você está reduzindo um fator de risco adicional para a hipertensão.

• Ya Você sabe que a dieta keto incentiva o corpo a queimar a gordura armazenada em seu corpo. **Como parte da queima de gordura, o conteúdo de sódio e potássio nos rins é removido.**

• Isto provoca um desequilíbrio eletrolítico, que pode ser resolvido com o consumo de sal (incluindo caldo de carne e ossos). **Como você pode ver, você está administrando sua hipertensão com esta dieta sem reduzir sua ingestão de sal.**

Ajuda a se livrar da gordura visceral

Quando seu corpo digere o alimento que você come, a gordura presente é depositada em diferentes partes de seu corpo, mas você não tem controle sobre para onde ele vai. Dependendo de onde sua gordura for depositada, os fatores de risco associados irão variar. A gordura que consumimos ou é armazenada sob nossa pele **(gordura subcutânea)** ou depositada na cavidade abdominal **(gordura visceral)**.

A gordura visceral também pode influenciar a maneira como os órgãos de seu corpo funcionam. Quando há um aumento na quantidade de gordura visceral depositada no corpo, o risco de inflamação dos órgãos aumenta. A resistência à insulina prejudica o metabolismo de seu corpo.

Quando o metabolismo de seu corpo é afetado, seus esforços para perder peso também serão afetados. Na verdade, levará mais tempo do que o normal para perder peso. Portanto, certifique-se de que seus depósitos de gordura visceral estejam sob controle. A dieta keto pode reduzir a gordura visceral armazenada em nosso corpo. Esta gordura teimosa é digerida pelo corpo em busca de energia. Ao se livrar do excesso de gordura visceral, você está realmente reduzindo seus fatores de risco para várias condições de saúde. Seus esforços de perda de peso também não serão comprometidos pela presença de gordura visceral.

Dieta Cetogênica: lista de alimentos

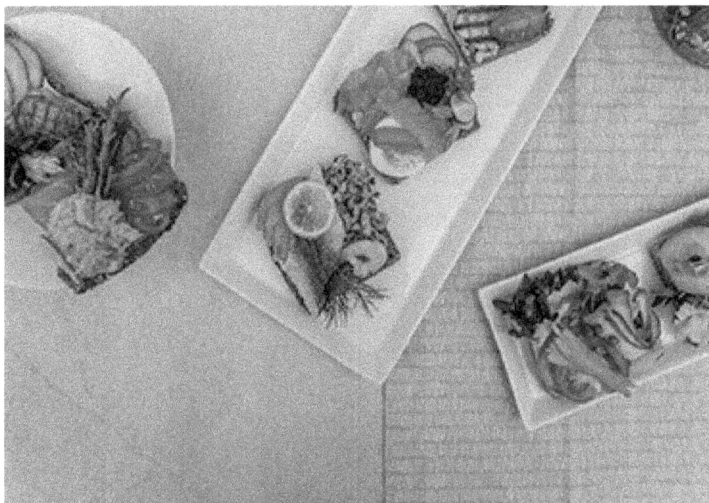

Alimentos que podem ser consumidos

Os seguintes alimentos são aqueles enfatizados em uma dieta keto.

- Peixes oleosos, como atum, salmão, etc.

- Óleos saudáveis, como óleo de abacate, óleo de coco, azeite de oliva, etc.

- Todos os tipos de queijo com gordura e creme de queijo com gordura, creme de leite, crème fraîche.

- Leite de amêndoas não adoçadas/leite de confeitaria ou outro leite de castanha

- Ovos

- Manteiga

- Abacates

- Castanhas, amêndoas, castanhas de caju e frutas secas

- Sementes de Chia e de linho

- Azeitonas

- Toucinho

- Bebidas sem açúcar

- Creme de Cozimento

- Legumes saudáveis, com baixo teor de carboidratos e sem amido, como alho-poró, funcho, espinafre, couve, brócolis, tomate, outros legumes, etc.

- Todos os tipos de bagas, mas em pequenas quantidades.

- Ervas e a maioria das especiarias.

Alimentos a evitar

- Todos os tipos de bebidas adoçadas, sucos de frutas e outras bebidas adoçadas.

- Todos os tipos de legumes com amido, incluindo batata branca, batata doce, etc.

- Alimentos fritos comerciais, lanches e produtos de panificação, incluindo sobremesas à base de açúcar.

- Massas de trigo, pão, arroz, cereais e outros produtos de trigo com alto teor de carboidratos.

- Todos os tipos de alimentos processados comercialmente.

- Feijão e legumes

- As frutas podem ser consumidas, mas uma pequena quantidade.

- Álcool e óleos de cozinha insalubres.

2.

INGREDIENTES CETOGÊNICOS

Uma dieta sem glúten está se tornando mais popular entre os defensores do sistema alimentar, reduzindo a ingestão de carboidratos e eliminando o glúten da dieta diária.

É freqüentemente associada à doença celíaca (intolerância ao glúten), que afeta cerca de 1% da população mundial. Entretanto, tais dietas também promovem uma perda de peso rápida e eficaz, de modo que as pessoas usam produtos sem glúten todos os dias.

O glúten é um composto proteico particular, contido em alguns cereais como trigo, centeio e cevada. As propriedades e a estrutura do glúten fazem dele um componente indispensável de muitos produtos alimentícios.

Ela é mais freqüentemente encontrada na farinha usada para fazer pão, bolos, pastelaria e sobremesas. A eliminação do glúten da dieta é um passo importante na luta contra a doença celíaca e o excesso de peso.

O pão sem glúten está se tornando mais popular porque é feito de ingredientes que são saudáveis e úteis ao corpo.

O principal benefício do pão Ceto é a falta de glúten, mas o alto teor de vitaminas essenciais, minerais, aminoácidos e compostos carboidratos complexos completos.

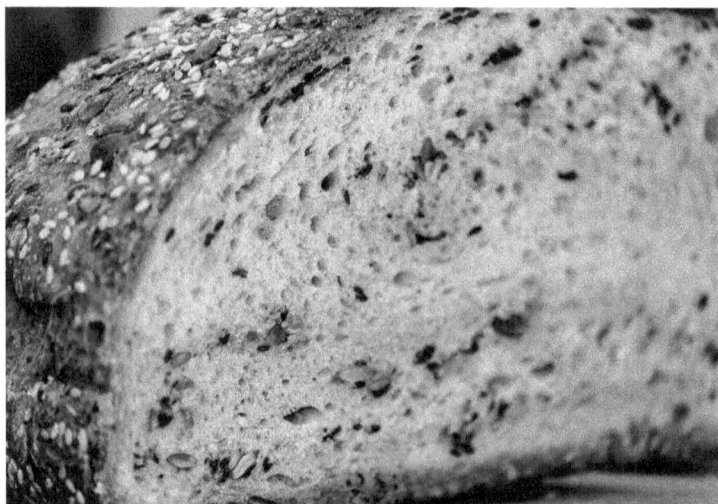

Ingredientes sem glúten para cozimento Ceto

O principal ingrediente do cozimento cetogênico é a farinha de baixo teor de carboidratos. Você pode utilizá-lo para cozinhar e assar. Você pode usar misturas especiais de vários tipos de farinha para obter sua opção original de cozimento. Lista de tipos populares de farinha de baixo teor de carboidratos e sem glúten:

Farinha de amendoim

Um ingrediente universal para assar em casa, assar e vários pratos de baixo teor de carboidratos. Você pode usá-la junto com farinha de coco e amêndoas. É feito de amendoim, contém muitas gorduras úteis e tem um leve sabor de nozes.

Farinha de amêndoa

A farinha de amêndoa é o produto mais popular que

pode ser usado para cozinhar pratos com baixo teor de carboidratos. Pode ser de dois tipos:

- Farinha sob a forma de amêndoas esmagadas
- Farinha com baixo teor de gordura após a extração de óleo frio

O primeiro tipo é adequado para panificação friável com um delicado sabor de nozes. A farinha de amêndoa com baixo teor de gordura é adequada para preparar uma massa densa, até mesmo para assar.

A farinha de amêndoa pode ser feita de amêndoas sem casca ou sem casca. A farinha de amêndoa é uma excelente alternativa porque é baixa em carboidratos e alta em fibras. Se você é diabético ou está tentando evitar os carboidratos em sua dieta, a farinha de amêndoa é uma excelente escolha.

A farinha de amêndoa é melhor utilizada em receitas como biscoitos e pães rápidos. Se você estiver tentando fazer um bolo com sua máquina de pão, aconselho que use farinha de amêndoa mais fina.

Farinha de coco

A farinha de coco é um produto que pode ser usado tanto para decorar e adornar bolos, tortas e sorvetes, quanto como espessante para smoothies e cremes, ou para fazer muitas receitas deliciosas.

A farinha é feita de polpa de coco seca e moída. Ela contém fibras vegetais e uma pequena quantidade de gordura. É adequado para panificação e sobremesas. Você pode usar farinha de coco junto com farinha de amêndoa. Tem um sabor doce, exigindo uma pequena adição de edulcorantes.

Esta farinha específica tem gorduras saudáveis, altas em proteínas e baixas em carboidratos. Se você tiver uma alergia a nozes, alergia a trigo ou diabetes, a farinha de coco será uma excelente alternativa para suas necessidades culinárias. Se você não gosta de coco, este sabor pode ser difícil de ocultar.

Farinha de sésamo

A farinha é feita de sésamo grego após a prensagem a frio do óleo. A farinha de baixo teor de carboidratos contém uma grande quantidade de proteína e óleo puro de gergelim. Tem um agradável sabor a nozes e sabe a gergelim. É adequado para fazer pão, pães, massa de pizza e bolos doces. Pode-se usar farinha de gergelim junto com farinha de amêndoa com baixo teor de gordura e farinha de coco.

Farinha de sementes de chia

A farinha é feita a partir de uma massa seca e desengordurada de sementes de chia, que contém mais de 20% de gordura e fibra. Ela promove a rápida decomposição das gorduras no corpo e a eliminação do excesso de líquido.

Farinha de linho

A farinha de linho não contém glúten e é adequada tanto para receitas doces quanto salgadas. Sempre recomendo adicioná-la a outros tipos de farinha. Por exemplo, no pão, recomendo usar cerca de 20% de linhaça em comparação com o total dos outros.

Farinha de nozes

As farinhas de nozes são derivadas de uma variedade de nozes que são cruas e/ou torradas e que foram moídas em um pó fino. As farinhas de nozes proporcionam consistência e umidade devido aos óleos intrínsecos das nozes e criam um sabor rico. Digno de menção são as variantes de farinha de nozes, tais como avelãs, coco, castanhas, nozes, macadâmia, nozes e amêndoas.

Farinhas integrais

As farinhas integrais provêm do teff, batata doce, sorgo, quinoa aveia, painço, mesquita, milho, trigo sarraceno e arroz integral.

Casca de psyllium

A forma solúvel da fibra ajuda a reduzir o colesterol e a melhorar a digestão. O psílio é feito de sementes de psílio naturais e cruas. A principal propriedade culinária do psyllium é a capacidade de absorver umidade e se transformar em uma massa gelatinosa. Psyllium não contém conservantes ou corantes, não tem cheiro nem sabor.

Outros ingredientes para pão caseiro sem glúten:

- **ÓLEOS:** azeite de oliva, coco, girassol, gergelim, linho, nozes, abacate, gordura de aves.

- **HUEVOS:** galinha, codorniz, pato.

- **LEITE INTEGRAL E DESNATADO:** creme azedo, ricota, queijo de pasta mole, iogurte, creme.

- **QUEIJO:** cheddar, mozzarella, feta, queijo de cabra.

- **FRUTOS SECOS:** amêndoas, pistácios, avelãs, nozes, castanhas, cocos, nozes, macadâmia.

- **SEMENTES:** chia, linho, abóbora, girassol.

- **LEGUMES COM BAIXO TEOR DE CARBOIDRATOS**

- **FRUTAS E BAGAS COM BAIXO TEOR DE CARBOIDRATOS**

- Especiarias, temperos e ervas.

- Bicarbonato de sódio e levedura.

- Vinagre de vinho e de maçã orgânicos.

Se você quiser fazer um pão saudável e saboroso sem glúten em casa, você deve seguir estas importantes regras e sugestões:

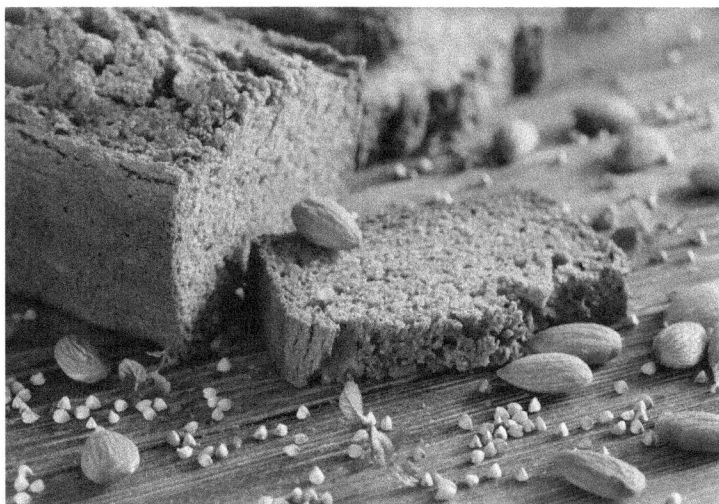

Água

Se a água que você usa para a massa for dura ou calcária, você deve aumentar a dose de levedura, em alguns casos até mesmo dobrá-la.

Ovos

Use ovos à temperatura ambiente para qualquer cozimento caseiro. Ele ajudará a reduzir o cheiro dos ovos. Tire-os da geladeira e coloque-os em uma tigela de água morna por 2 minutos.

Ingredientes secos (básicos e adicionais)

Muitas vezes, todos os ingredientes secos devem ser misturados separadamente dos molhados para que a massa seja homogênea. Em seguida, siga a receita passo a passo.

Misturas de farinha

Para cozinhar o pão cetogênico, você pode usar os tipos mais populares de farinha e pré-misturas sem glúten. Eles são inofensivos, baratos e têm um baixo índice glicêmico, o que é especialmente importante para as pessoas que sofrem de glicose no sangue e diabetes.

Adoçantes

Stevia, eritritol ou outros adoçantes aprovados podem melhorar o sabor do pão e pastelaria. No entanto, use-os com precisão e estritamente de acordo com a receita.

Óleos e gorduras

Os bolos sem glúten contêm apenas óleos e gorduras saudáveis. Torne seu pão nutritivo e saboroso. Alguns tipos de óleos e gorduras devem ser usados em forma derretida para melhorar as características de cozimento.

Resfriamento do pão

Após o cozimento, você deve retirar o pão do molde e resfriá-lo em uma prateleira especial ou tábua de madeira. Ele proporcionará uma queda uniforme de temperatura através da superfície para um produto pronto para uso.

Formas para pão

As formas de silicone são mais populares para fazer pão caseiro. É resistente a altas temperaturas, fácil de usar e manter. Se você não tiver um, você pode usar moldes para bolo de metal e para pão.

Conservação do pão

O pão fatiado sem glúten pode ser armazenado em um recipiente especial sobre a mesa, em sacos com zíper na geladeira ou no freezer. Basta retirar as fatias de pão, aquecê-las no micro-ondas ou fritá-las em uma frigideira seca. Tais pães podem ser armazenados por até 7 dias.

Goma Xantana

Antes de passar para a parte divertida da cozinha, você verá que a goma xantana será sua nova melhor amiga. Este ingrediente faz um pão sem glúten semelhante ao pão normal. Você pode não perceber, mas muitas das alternativas de farinha sem glúten carecem de um agente aglutinante. Um aglutinante é útil para manter os alimentos juntos, assim como o glúten faz quando é usado para cozinhar. Quando se remove o glúten, todas as moléculas são quebradas e separadas em pedaços.

A goma Xanthan é composta de lactose, sacarose e glicose que foram fermentadas por uma bactéria específica.

Quando se adiciona líquido a isto, cria-se uma goma que é usada para cozinhar sem glúten. Como guia geral, você usará uma colher de chá de goma xantana para cada xícara de farinha sem glúten que você usar. Para algumas misturas, esta goma já foi adicionada, portanto sempre verifique o rótulo do ingrediente antes de preparar uma receita. Deve-se notar que a goma xantana pode ser cara, mas vai durar muito tempo.

Se você é alérgico à goma xantana, você pode encontrar maneiras de evitá-la. Na verdade, você pode tentar usar cascas de psílio, sementes de linhaça ou sementes de chia moídas. O psílio pode ser vendido inteiro com casca ou em forma de pó.

Lembre-se, você pode facilmente substituir a goma xantana com os seguintes ingredientes:

- 1 colher de chá de gelatina em pó sem sabor

- 1 colher de chá de goma guar

- 1 colher de sopa de sementes de chia

- 1 colher de sopa de psílio

À medida que você cozinhar mais, logo descobrirá o que funciona melhor para você e o que não funciona.

Farinhas alternativas sem glúten

Para aqueles que estão apenas começando, assar sem glúten pode soar incrivelmente assustador. Como você provavelmente sabe, o glúten é a proteína encontrada em produtos como a cevada, o trigo e o centeio. Se você ler um item alimentar com farinha não branqueada, refinada ou de trigo no título, ele provavelmente contém glúten.

Felizmente para todos nós, há muitas farinhas sem glúten disponíveis em nossas lojas favoritas. Muitas empresas estão pulando no trem sem glúten para ajudar pessoas que são tolerantes ao glúten, sensíveis ao glúten e celíacas. Você pode não notar a diferença em seus produtos cozidos, o que é bom para aqueles de nós que tentam cozinhar para uma família de comedores picuinhas!

Farinha de aveia

A farinha de aveia é outra alternativa popular sem glúten, e é incrivelmente fácil de fazer por conta própria! Basta colocar a farinha de aveia em um processador de alimentos e pressioná-la até atingir a textura desejada. A farinha de aveia é ideal para biscoitos, bolos e panquecas! A farinha de aveia também fornece uma excelente quantidade de proteínas e fibras. Se você está procurando reduzir seu risco de colesterol e doenças cardíacas, a farinha de aveia é uma ótima escolha para você.

A farinha de aveia também contém aminoácidos essenciais, beta-glucanos de ácidos graxos insaturados, úteis para reduzir o colesterol, e polifenóis, importantes antioxidantes. A farinha de aveia é particularmente nutritiva: seu teor de gordura superior à média que outros cereais a tornam imprópria para o uso dietético. Entretanto, a farinha de aveia é alta em proteínas e baixa em açúcar. O baixo valor glicêmico da aveia faz dela um excelente alimento para diabéticos.

Farinha de arroz marrom

A farinha de arroz é de longe uma das alternativas mais populares de farinha para o cozimento sem glúten. Existem diferentes tipos de farinha de arroz branco, farinha de arroz integral e até mesmo farinha de arroz doce. A farinha de arroz é tipicamente delicada e pode ser misturada em vários produtos cozidos. Esta farinha é melhor utilizada em pães, brownies, panquecas e bolos. É a farinha alternativa mais barata que você encontrará no mercado.

A farinha de arroz marrom é uma excelente fonte de vitaminas B e E

Mistura universal sem glúten para produtos cozidos

Se você não quiser perder tempo preparando uma mistura das diferentes farinhas, você pode comprá-la pronta. Há muitos no mercado. São combinações de farinha e cereais que imitam a farinha para todos os fins. Este tipo de mistura pode ser substituído em todas as receitas que indicam o uso de uma farinha para todos os fins.

Farinha de sorgo

Se você for como eu, provavelmente não ouviu muito sobre a farinha de sorgo. Esta farinha é um grão sem glúten, com textura suave e sabor doce. Além disso, a farinha de sorgo é altamente digerível e contém importantes vitaminas e sais minerais. Esta farinha será normalmente utilizada em receitas de muffins, pães e pizzas. A farinha de sorgo também é usada na cerveja, mas isto é um livro de receitas, não um livro de cervejas!

Trigo mourisco

Enquanto o trigo mourisco é às vezes associado ao glúten, o trigo mousirco ou trigo sarraceno vem de uma família botânica completamente diferente do trigo. Este tipo de farinha é excelente para pessoas com pressão arterial alta e diabetes tipo 2. Geralmente tem gosto de nozes e é excelente para fazer pão. Tenha em mente, no entanto, que a farinha de trigo mourisco tem muito pouco poder de lixiviação.

Farinha de quinoa

Se você quiser que seu pão e seus produtos de panificação sejam um pouco mais saudáveis, a farinha de quinoa será uma excelente escolha. Em geral, este tipo de farinha é rico em proteínas e é conhecido por ser o mais saudável de todos os cereais. Se você é vegetariano ou vegano, esta farinha pode fornecer os aminoácidos que você precisa em sua dieta. Também pode ajudar se você tiver pressão arterial alta ou altos níveis de açúcar no sangue. Em geral, a farinha de quinoa tem um sabor de nozes que combina bem com waffles, panquecas, pão e outros produtos cozidos.

Farinha de araruta

A farinha de araruta e o amido são excelentes

alternativas ao amido de milho. Ao contrário do milho, esta planta não é geneticamente modificada como o amido de milho e atua como um agente espessante. Se você estiver tentando fazer bolos e pães mais suaves, a farinha de araruta será o caminho a seguir. A grande notícia é que a farinha de araruta não tem sabor e não pode dominar os sabores de seu pão. Esta farinha também é excelente para pudins, sopas e molhos.

Farinhas de vegetais

As farinhas vegetais são outra alternativa que você pode usar. É semelhante à araruta ou amido de milho, que pode ser usado como espessante. Os tipos de farinhas de pulso disponíveis são de soja, grão de bico e feijão, mas cuidado com a dieta cetogênica!

Antes de assar seu pão, quero lembrá-lo que provavelmente cometerá erros! Você não pode esperar tornar-se um padeiro de repente só porque leu um livro!

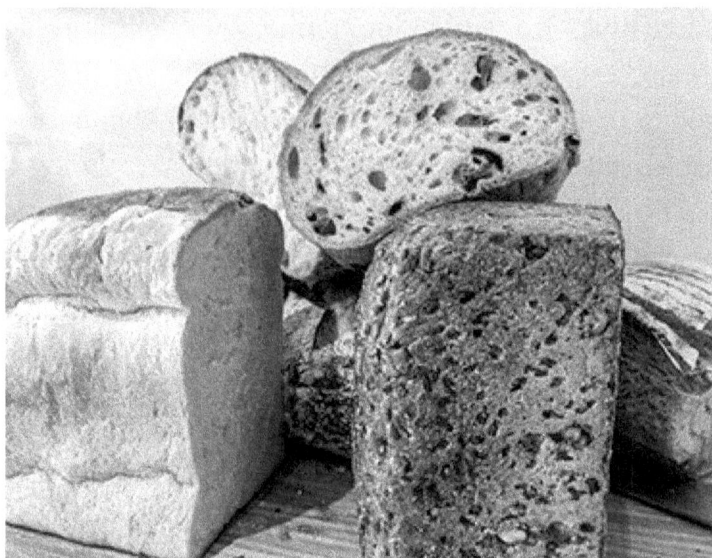

Como mencionado acima, você provavelmente está acostumado a cozinhar de uma maneira e de uma só maneira. Convido-os a voltar à mentalidade de um iniciante. Enquanto aprende as novas texturas de sua farinha e massa, espere antes de assar pães feios - você acabará entendendo e desfrutando de suas deliciosas refeições! Se você pensar nisso, o pior que pode acontecer são apenas alguns produtos mal cozidos! Convido-os a superar estes erros e tentar novamente.

Cada vez que você comete um erro, tente anotar com que parte da receita você teve problemas. Foram as medidas? Foi o tempo de cozimento? Ou talvez como você preparou a massa? Estas coisas tendem a ser um pouco específicas e é pertinente que você mantenha a receita inicialmente, então você pode tentar mudar a receita para se adequar ao seu paladar. É claro, eu o encorajo a fazer variações com base em suas preferências, já que o que você gosta pode ser diferente do que os outros gostam. Comece com o básico e depois siga em frente.

Receitas de pão sem glúten

Se você comprou este livro é porque recentemente descobriu que é sensível ao glúten e aos produtos à base de trigo. Você tem o recurso perfeito. Em uma nota positiva, com esta sensibilidade ao glúten e/ou aos produtos de trigo, você não está sozinho. Existem cerca de 18 milhões nos Estados Unidos que são afetados com a mesma sensibilidade, portanto este livro seria um recurso maravilhoso para qualquer pessoa que precise mudar para glúten por razões de saúde. Eu lhe fornecerei várias receitas de pão que você poderá recriar em sua panificadora. Sua máquina fará todo o trabalho por você e eventualmente você terá uma deliciosa surpresa para toda a sua família. As receitas incluídas neste livro foram concebidas para serem utilizadas com o mais recente modelo de máquina de pão. Você deve amassar e cozer o pão automaticamente.

Para isso, é necessário selecionar o ciclo manual para preparar a massa na bandeja da máquina de pão fornecida. Uma vez terminada a massa, use suas mãos para transferir a massa para um local de trabalho limpo que tenha sido polvilhado com farinha sem glúten. Sugiro umedecer suas mãos antes de tocar a massa para evitar que ela fique grudada em suas mãos. Uma vez que a massa esteja no lugar, cortá-la e cobri-la de modo que descanse por trinta a quarenta e cinco minutos. No final deste tempo, a massa deve pelo menos dobrar.

Neste ponto, transferir a massa para uma forma untada e assar o pão em um forno aquecido a 350 graus. Em geral, o pão levará entre vinte e vinte e cinco minutos para ser cozido. No final, a parte superior do pão deve ter uma bela cor marrom dourada. Você também deve ser capaz de inserir um palito no seu pão e retirá-lo limpo ao retirá-lo.

Aproveite!

3.

UTENSÍLIOS DE COZINHA

Você só precisa de alguns utensílios de cozinha e aprender algumas técnicas básicas antes de iniciar sua prática culinária.

CESTOS DE PÃO: para o teste final, a massa deve ser colocada em uma cesta que permita a circulação do ar. É possível comprar cestas especialmente para pães feitos de cana. Se você ainda não estiver pronto para investir em um par de cestas de pão, você pode forrar uma cesta redonda ou oval a partir de uma loja parcimoniosa com um forro enfarinhado para uma opção mais econômica. Quando comecei, eu tinha uma coleção não profissional de cestas redondas e ovais, e elas funcionavam perfeitamente.

TIGELAS: Eu adoro usar a grande tigela de metal

que encontrei em uma loja de suprimentos de restaurante, mas qualquer tigela serve. Certifique-se de ter uma variedade de tamanhos para que você possa medir diferentes quantidades de ingredientes. Sempre que faço compras em lojas de economia, gosto de encontrar pequenas tigelas por alguns centavos aqui e ali para acrescentar à minha coleção. Para os ingredientes pequenos, tais como sal, levedura, ervas picadas, etc., é bom ter mais pequenas, embora não seja absolutamente necessário.

FORNO DE FERRO FUNDIDO HOLANDÊS: cria um ambiente fechado, de alta temperatura com vapor para assar pães, e é o melhor investimento para assar pães ao estilo artesanal em um forno doméstico. Você pode encontrá-los no Amazon por cerca de $ 35 ou em sua mercearia local. Muitas pessoas já têm um de ferro fundido ou de cerâmica, mas se não, vale a pena o investimento. Eu uso um forno holandês em muitas das receitas do livro.

ESPÁTULA/ CORTADOR E RASPADOR DE MASSA: Eu recomendo ter um raspador de massa de metal e um de plástico. Elas custam apenas alguns dólares em lojas de cozinha, em lojas de abastecimento de restaurantes ou no Amazon, e são muito úteis. Um raspador metálico é útil para cortar e raspar a massa da área de trabalho, e um raspador plástico é flexível o suficiente para ajudar a raspar a massa da tigela depois de retirada.

ESCALAS DE COCINA: Pesar seus ingredientes é a melhor maneira de obter os resultados mais consistentes em sua cozinha, e uma vez acostumado a pesar seus ingredientes, eu garanto que você não vai querer voltar. É muito mais simples e faz uma grande diferença no resultado final. As balanças de cozinha são relativamente baratas hoje em dia; as pequenas podem ser encontradas por cerca de $20. Elas geralmente têm um botão "mode" que mudará facilmente de onças para gramas.

BANDEJAS: Recomendo a compra de duas bandejas retangulares de 9x5x3 polegadas, que é provavelmente o tamanho mais comum encontrado nas lojas. Minha bandeja favorita é da USA Pan, e pode ser encontrada na internet. Os pães nunca se colam a ele. Eu uso uma bandeja de 9x5x3 polegadas para todos os pães deste livro.

BLOCO DE NOTAS E LÁPIS: Não posso negar que quando você começa, ocorrerão diferentes resultados de cozimento e você vai querer saber porque obteve esses resultados. A única maneira de descobrir é registrar o que você fez. Pense nisso como fazendo uma série de experimentos científicos.

Tudo sendo igual, sabendo quais variáveis mudaram e quais não podem ajudá-lo a saber o que você fez certo ou errado.

PÁ DE FORNO: É uma tábua de madeira plana com cabo para carregar pão ou pizza em uma pedra de assar no forno. Se você não tem uma, não há problema, eu usei uma tábua de madeira fina durante anos, e é uma boa escolha.

PEDRA PARA PIZZA OU PEDRA DE FORNO: Elas são pré-aquecidas no forno e ajudam a construir a crosta perfeita ao assar pão e pizza. Se você não tiver um, você pode assar em uma assadeira invertida forrada com papel vegetal, mas os resultados não serão os mesmos.

LÂMINA DE PADEIRO: Um cortador de pão é a melhor ferramenta para cortar a parte superior de um pão de forma. Um lambedor de padeiro é uma ferramenta que segura uma lâmina de barbear com segurança e tem um bom cabo que facilita ainda mais a realização de cortes precisos.

BANDEJA DE FORNO: Este é um item que você provavelmente já tem em sua cozinha, e se não tiver, é um investimento útil. Normalmente uso uma bandeja de 12x18 polegadas ou 16x24 polegadas, que pode ser encontrada em lojas de restaurantes e online. Em algumas receitas deste livro, eu peço uma bandeja de 16x24 polegadas, mas se uma bandeja de 12x18 polegadas se encaixa melhor em seu forno, sinta-se à vontade para usá-la.

TERMÔMETRO: Para obter consistência no cozimento, você deve conhecer a temperatura da água e os ingredientes. Compre um termômetro de sonda para verificar a temperatura dos ingredientes. Eu também recomendo ter um termômetro de forno para garantir que a temperatura do forno seja precisa. Você pode comprá-los por cerca de US$ 20 na Amazon e na maioria das mercearias.

Outros itens que você pode precisar e que normalmente são necessários em qualquer cozinha:

- Toalhas de cozinha

- Spray desmoldante antiaderente

- Papel de cozinha pergaminho

- Pincel para pastelaria

- Celofane

- Tesoura

- Um frasco de spray

- Espátula de goma

4.

TABELAS DE CONVERSÃO

Conversão de volumes: normalmente utilizado somente para líquidos	
Quantidade habitual	**Equivalente métrico**
1 colher de chá	5 mL
1 colher de sopa ou 1/2 onça fluída	15 mL
1 onça fluida ou xícara de 1/8	30 mL
1/4 xícara ou 2 onças fluídas	60 mL
1/3 xícara	80 mL
1/2 xícara ou 4 onças fluídas	120 mL

2/3 xícara	160 mL
3/4 xícara ou 6 onças fluídas	180 mL
1 xícara ou 8 onças fluídas ou meia pinta	240 mL
1 1/2 xícaras ou 12 onças fluídas	350 mL
2 xícaras ou 1 pinta ou 16 onças fluídas	475 mL
3 xícaras ou 1 1/2 pintas	700 mL
4 xícaras ou 2 pintas	950 mL

Conversões de peso	
Quantidade habitual	**Equivalente Métrico**
1 onça (oz)	28g
4 onças *ou* 1/4 libra	113g

1/3 libra	150g
8 onças o 1/2 libra	230g
2/3 libra	300g
12 onças ou 3/4	340g
1 libra o 16 onças	450g
2 libras	900g

1 tbsp = 1 xícara

Pesos de ingredientes comuns em gramas							
Ingredientes	1 xícara	3/4 xícara	2/3 xícara	1/2 xícara	1/3 xícara	1/4 xícara	2 tbsp
Farinha, para todos os fins (trigo)	120g	90g	80g	60g	40g	30g	15g

Farinha peneirada, para todos os fins (trigo)	110g	80g	70g	55g	35g	27g	13g
Açúcar de cana granulado	200g	150g	130g	100g	65g	50g	25g
Açúcar de confeitaria (cana)	100g	75g	70g	50g	35g	25g	13g
Açúcar mascavo	180g	135g	120g	90g	60g	45g	23g
Farinha de milho	160g	120g	100g	80g	50g	40g	20g
Amido de milho	120g	90g	80g	60g	40g	30g	15g
Aveia crua	90g	65g	60g	45g	30g	22g	11g
Sal de mesa	300g	230g	200g	150g	100g	75g	40g
Manteiga	240g	180g	160g	120g	80g	60g	30g
Manteiga vegetal	190g	140g	125g	95g	65g	48g	24g

Frutas e vegetais picados	150g	110g	100g	75g	50g	40g	20g
Nozes picadas	150g	110g	100g	75g	50g	40g	20g
Nozes moídas	120g	90g	80g	60g	40g	30g	15g
Pão ralado fresco solto	60g	45g	40g	30g	20g	15g	8g
Pão ralado seco	150g	110g	100g	75g	50g	40g	20g
Queso Parmesão ralado	90g	65g	60g	45g	30g	22g	11g

Conversões de Comprimento	
Quantidade habitual	Equivalente Métrico
1/8 polegada	3 mm
1/4 polegada	6 mm

1/2 polegada	13 mm
3/4 polegada	19 mm
1polegada	2.5 cm
2 polegadas	5 cm
3 polegadas	7.6 cm
4 polegadas	10 cm
5 polegadas	13 cm
6 polegadas	15 cm
7 polegadas	18 cm
8 polegadas	20 cm
9 polegadas	23 cm
10 polegadas	25 cm
11 polegadas	28 cm

12 polegadas *o* 1 pé	30 cm

Temperatura	
°F	°C
212	100

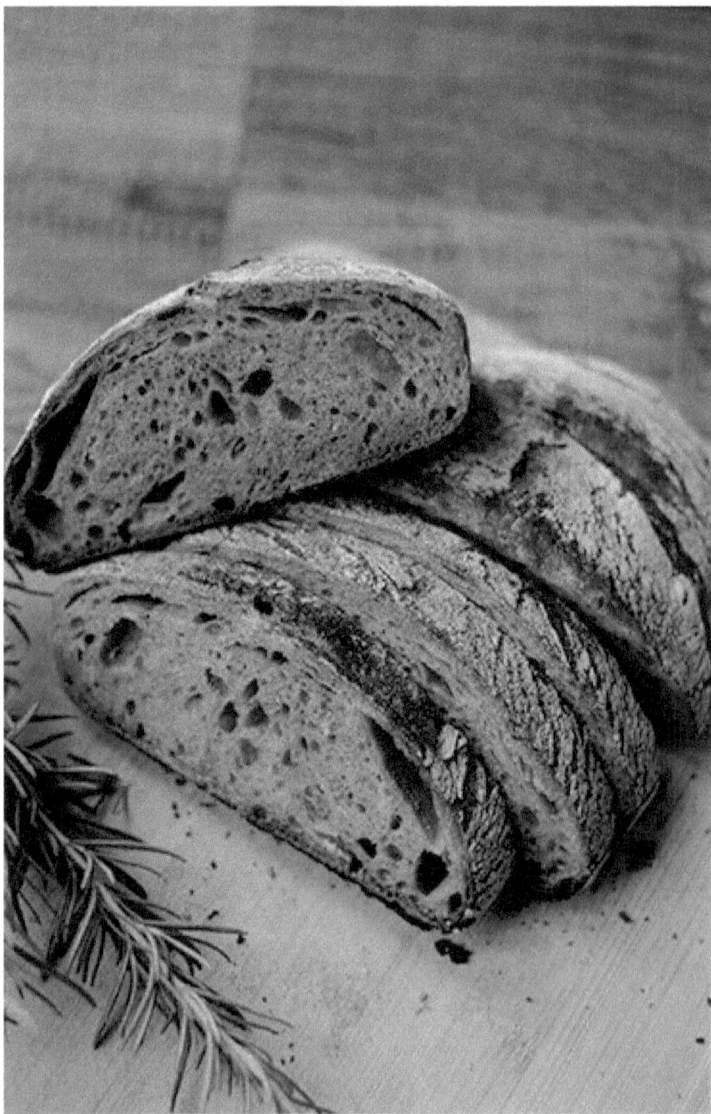

5.
PÃES CETOGÊNICOS

Pão Diário Ceto

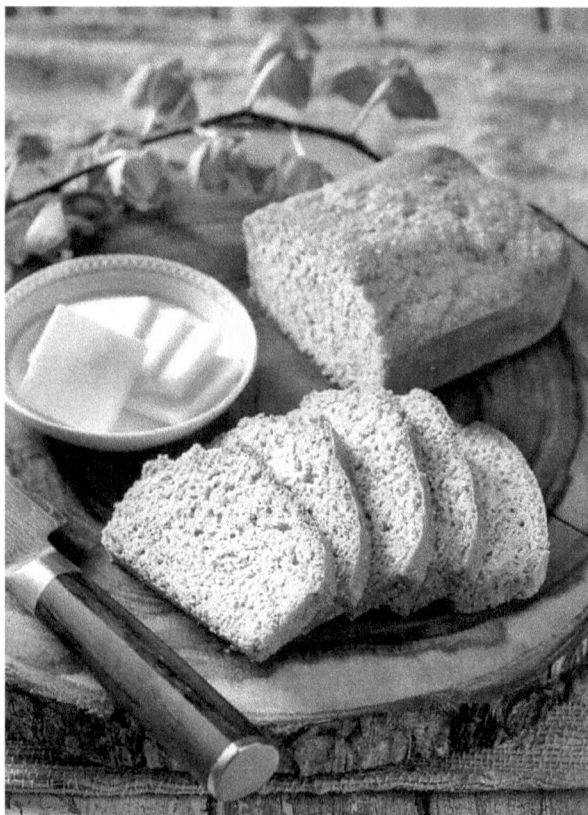

Tempo de preparação: 5 minutos

Tempo de cozimento: 30 minutos

Tempo total: 35 minutos

Rendimento: 12 porções

Ingredientes: ½ colher de chá de sal; 2 colheres de chá de bicarbonato de sódio; ¼ xícara de manteiga derretida ou óleo de coco; ¼ xícara de água ou leite de amêndoa; ½ xícara de sementes de chia (de preferência brancas); 1 xícara de farinha de amêndoa; 4 ovos

Instruções

- Pré-aqueça o forno a 176° C (350° Fahrenheit)

- Unte uma bandeja de pão de 8 x 4 polegadas e reserve (* nota: não use uma bandeja de pão maior, pois o pão será muito plano. Se você quiser que seu pão se levante mais, cozinhe-o em 2 mini bandejas)

- Em uma tigela, combine todos os ingredientes e mexa até que a massa esteja lisa e bem misturada.

- Despeje a massa sobre a bandeja previamente preparada e asse por 30 minutos. Deixe o pão descansar sobre a bandeja por 10 minutos antes de retirá-lo e colocá-lo em uma prateleira se quiser resfriá-lo completamente. Caso contrário, basta apreciá-la imediatamente com um pouco de manteiga.

Informações nutricionais por porção:
Calorias 148; Proteína 5g; Carboidrato 5g; Gordura 12g

Pão Macio Cetogênico

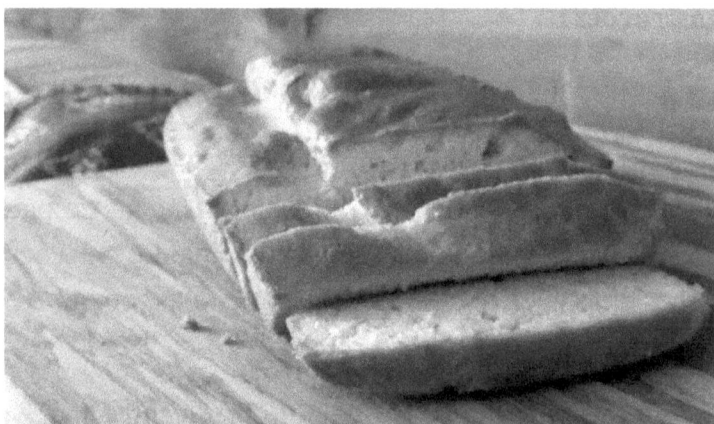

Tempo de preparação: 15 minutos

Tempo de cozimento: 45 minutos

Tempo total: 60 minutos

Rendimento: 12 porções

Ingredientes: ½ *colher de chá de sal marinho;* ½ *colher de chá de goma xantana; 1 colher de chá de fermento em pó; 2 xícaras de farinha de amêndoa escaldada; 2 colheres de sopa de azeite; 12 xícaras de manteiga, derretida e resfriada; 7 ovos, temperatura ambiente; spray de cozimento.*

Instruções

- Pré-aqueça o forno a 176° C (350° Fahrenheit)

- Prepare sua bandeja de pão de silicone untando-a com óleo spray.

- Em uma tigela, bata todos os ovos por cerca de 3 minutos até que fiquem cremosos e macios. Adicione o azeite de oliva e a manteiga derretida e misture até obter uma boa mistura.

- Em uma tigela separada, combine farinha de amêndoa, sal, goma xantana e fermento em pó. Misture bem e depois acrescente gradualmente à mistura de ovos. Misture bem até formar uma massa espessa.

- Despeje a massa na assadeira untada e depois use uma espátula para alisar a parte superior.

- Cozer por cerca de 45 minutos até que um palito saia limpo quando inserido no centro.

Informações nutricionais por porção:
Calorias 247; Proteína 7,7g; Carboidrato 4,9g; Gordura 22,8g

Pão Cetogênico

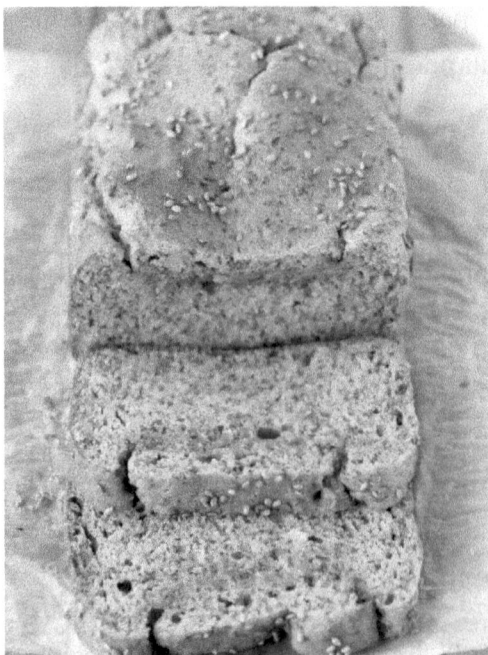

Tempo de preparação: 15 minutos

Tempo de cozimento: 40 minutos

Tempo total: 55 minutos

Rendimento: 16 fatias

Ingredientes: ½ colher de chá de sal; ½ colher de chá de goma xantana; 200 g de farinha de amêndoa; 1 colher de chá de fermento em pó; 7 ovos grandes; 30 g de óleo de coco; 1 g de manteiga derretida

Instruções

- Pré-aquecer o forno a 180° C (355° Fahrenheit)

- Bater os ovos em uma tigela por 1-2 minutos no alto. Acrescente a manteiga derretida e o óleo de coco e continue a bater. Adicione o resto dos ingredientes; a massa resultante será bastante espessa.

- Prepare sua forma de pão forrando-a com papel vegetal e depois raspando a mistura para dentro da forma.

- Cozer durante 45 minutos ou até que um espeto saia limpo.

- Cortar em 16 fatias finas e depois armazenar no refrigerador em um recipiente hermético por até uma semana ou no freezer por até um mês.

Informações nutricionais por porção:
Calorias 165; Proteína 6g; Carboidrato 3g; Gordura 15g

Pão de Baixo Teor de Carboidratos

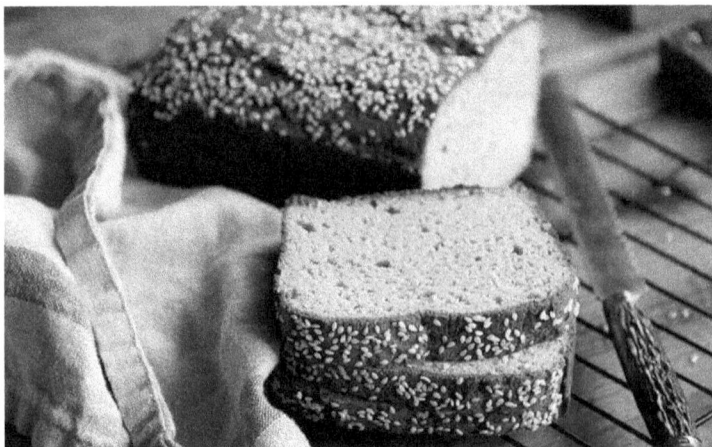

Tempo de preparação: 15 minutos

Tempo de cozimento: 1 hora e 30 minutos

Tempo total: 1 hora 45 minutos

Rendimento: 14 porções

Ingredientes: 1 colher de chá de sementes de gergelim; ¾ xícara de água fervente; 6 colheres de sopa de manteiga clarificada, alimentada com grama, derretida e depois levemente resfriada; 5 gotas de stevia líquida; 2 colheres de sopa de vinagre de maçã; 1 xícara de clara de ovo em temperatura ambiente; 3 colheres de sopa de água fervente; 1 colher de sopa de gelatina de carne bovina alimentada com grama; 2 colheres de chá de açúcar de coco; 2 colheres de sopa de água morna; 2 colheres de chá de levedura instantânea; 2 colheres de chá de fermento em pó; 1 colher de chá de sal; 2 colheres de sopa de casca de psyllium em pó; ¾ xícara de farinha de coco; 2 xícaras de farinha de amêndoa; spray de óleo de abacate para bandeja

Instruções

- Pré-aqueça o forno a 176° C (350° Fahrenheit)

- Use papel pergaminho para forrar uma forma de pão de 9 x 5 polegadas e depois pulverize levemente o interior com óleo de abacate.

- Em uma tigela grande, misture o fermento em pó, sal, casca de psílio em pó, farinha de coco e farinha de amêndoa.

- Em uma tigela pequena, misture o açúcar de coco, 2 colheres de sopa de água morna e o fermento, e depois deixe sentar até ficar espumoso por cerca de 10 minutos.

- Em outra pequena tigela, misture 3 colheres de sopa de água fervente e gelatina até dissolver completamente.

- Em uma tigela média, misture manteiga derretida, stevia, vinagre, claras de ovo, gelatina de carne dissolvida e levedura dissolvida.

- Despeje a mistura de ovos na mistura de ingredientes secos e depois adicione ¾ à água fervente. Despeje a mistura resultante na panela previamente preparada e alise a parte superior. Deixar repousar por 3 minutos e depois cobrir com sementes de gergelim.

- Cozer por 75 minutos a 90 minutos até que um palito saia limpo quando inserido. Você saberá que o pão está pronto se, ao tocá-lo até o fundo, ele fizer um som oco.

- Desligue o forno e deixe a porta do forno entreaberta para deixar o pão esfriar no forno quente por cerca de 30 minutos.

- Transferir o pão para uma estante até que arrefeça antes de cortá-lo

Informações nutricionais por porção:
Calorias 198; Proteína 7g; Carboidrato 9g; Gordura 15g

Pão de Farinha de Amêndoa Simples

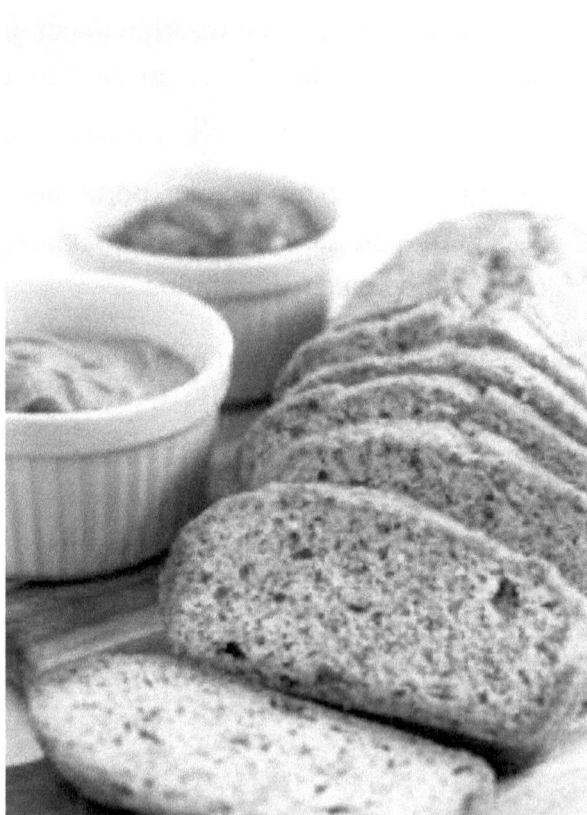

Tempo de preparação: 10 minutos

Tempo de cozimento: 45 minutos

Tempo total: 55 minutos

Rendimento: 12 fatias

Ingredientes: 2 xícaras de farinha de amêndoa; 7 ovos; 2 colheres de sopa de óleo de coco; ½ xícara de manteiga

Instruções

- Pré-aqueça o forno a 176° C (350° Fahrenheit)

- Preparar uma bandeja de pão forrando-a com folha de alumínio.

- Em uma tigela, misture os ovos por até 2 minutos de altura. Adicione a manteiga derretida, a farinha de amêndoa e o óleo de coco derretido e depois continue a misturar.

- Despeje a mistura na forma de pão previamente preparada.

- Cozer até que um palito saia limpo quando inserido no pão ou por cerca de 45-50 minutos.

Informações nutricionais por porção:
Calorias 178; Proteína 6,4g; Carboidrato 3,9g; Gordura 15g

6.
PÃES E BAGELS CETOGÊNICOS

Pãezinhos Macios

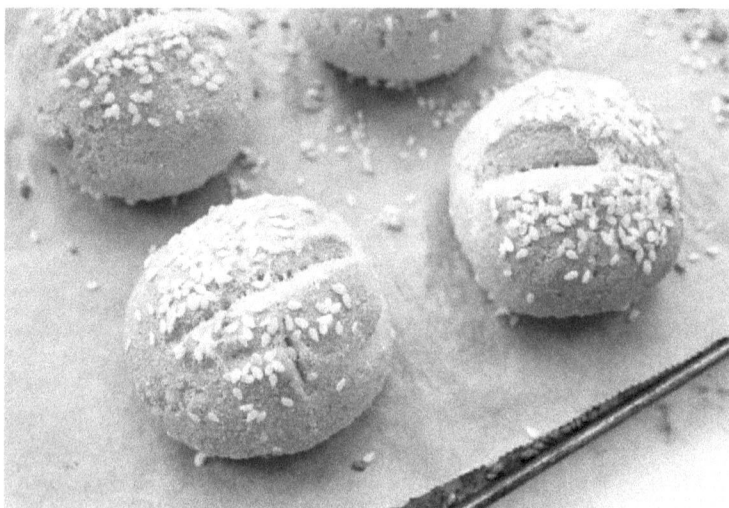

Tempo de preparação: 5 minutos

Tempo de cozimento: 25 minutos

Tempo total: 30 minutos

Rendimento: 4 porções

Ingredientes: 1 colher de chá de fermento em pó; 1 colher de sopa de casca de psílio em pó; ¼ xícara de farinha de coco; ¼ xícara de farinha de amêndoa; ¼ *xícara de água fervente; 1 ovo em temperatura ambiente; 3 claras de ovo em temperatura ambiente*

Opcional: *Sementes de gergelim para polvilhar*

Instruções

- Pré-aqueça seu forno a 180° C (356° Fahrenheit)

- Misture todos os ingredientes secos e depois coloque-os no processador de alimentos junto com todos os ingredientes restantes ou misture em um liquidificador elétrico por aproximadamente 20 segundos até ficar macio. Não misturar em demasia.

- Deixe a massa descansar por alguns minutos para permitir que as farinhas absorvam a umidade.

- Dividir a massa em 4 porções iguais e depois formar os pãezinhos.

- Prepare sua folha de cozimento forrando-a com papel pergaminho e depois coloque os pãezinhos em cima. Polvilhe com sementes de gergelim ou qualquer outra semente de sua escolha.

- Em cima dos pães, fazer cortes cruzados e assar até dourar, cerca de 25 minutos.

Informação nutricional por porção:
Calorias 109; Proteínas 7.3g; Carbo-hidratos 8.3g; Gorduras 5.5g

Pães de Queijo para Hambúrguer

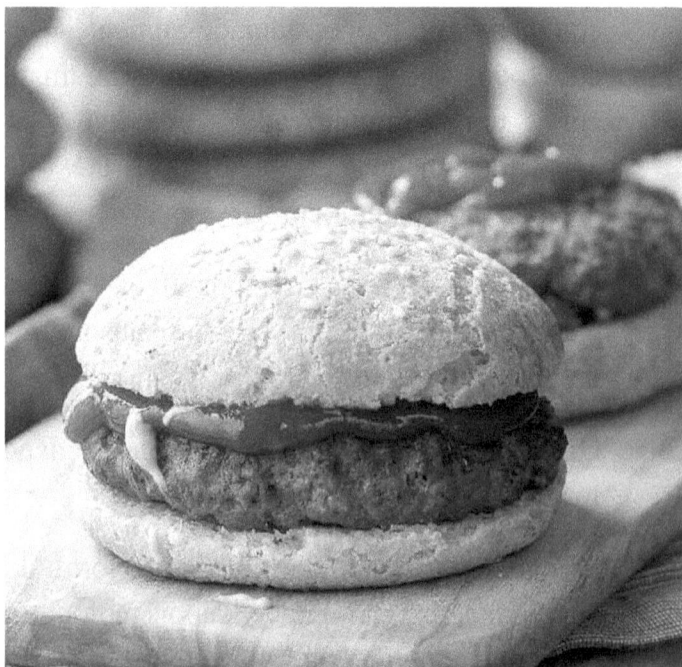

Tempo de preparação: 8 minutos

Tempo de cocção: 12 minutos

Tempo total: 20 minutos

Rende: 6 porções

Ingredientes: *4 colheres de sopa de manteiga derretida; temperada com ervas; 3 xícaras de farinha de amêndoa; 4 ovos grandes; 4 onças de queijo creme; 2 xícaras de mozzarella, triturada; sementes de sésamo*

Instruções

- Pré-aqueça o forno a 400° Fahrenheit (204° C)

- Preparar uma assadeira forrando-a com papel pergaminho

- Derreta o queijo creme e o queijo mozzarella. Adicione 3 dos ovos e depois mexa para combinar. Adicione a farinha de amêndoa e misture

- Formar 6 bolas na forma de um pão de massa e depois colocá-las sobre a assadeira previamente preparada

- Pincelar com ovo e manteiga restantes, depois polvilhar com sementes de gergelim

- Cozer por 10 a 12 minutos até dourar.

Informações nutricionais por porção:
Calorias 287; Proteína 14,7g; Carboidrato 2,4g; Gordura 25,8g

Pãezinhos de Baixo Teor de Carboidratos

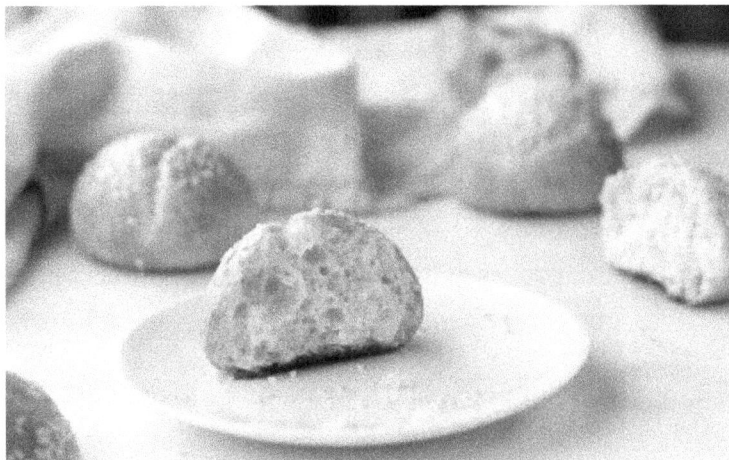

Tempo de preparação: 5 minutos

Tempo de cozimento: 13 minutos

Tempo total: 18 minutos

Rendimento: 8 porções

Ingredientes: 1 ¼ xícara de farinha de amêndoa; 1 colher de chá de bicarbonato de sódio; 2 colheres de *sopa de soro de leite isolado; 1 ovo grande; 2 onças de creme de queijo, em cubos; 1 ½ xícara de mozzarella desnatada*

Instruções

- Em uma tigela à prova de micro-ondas, queijo creme derretido e mozzarella juntos no micro-ondas por 1 minuto. Misturar e micro-ondas por mais 30-45 segundos. Transfira isto para um processador de alimentos e processe até que esteja bem misturado.

- Adicione os ovos e misture novamente. Na mistura de queijo e ovo, adicionar os ingredientes secos e processar por 10-15 segundos até que bem combinado, deve ser muito pegajoso.

- Pulverizar óleo de cozinha sobre um pedaço de filme pegajoso e depois despejar a massa de pão no centro. Molde suavemente a massa em um retângulo ou disco e depois congele para esfriar enquanto prepara o forno.

- Sua massa não precisa ir para o freezer se não for muito pegajosa.

- Pré-aqueça o forno a 400°F (204°C) e depois coloque a cremalheira no meio do forno. Preparar uma assadeira forrando-a com um pedaço de pergaminho ou um tapete de cozimento.

- Retirar a massa do refrigerador e cortá-la em 8 pedaços. Olear levemente suas mãos e depois enrolar uma porção de massa suavemente em uma bola. Colocar a bola sobre a assadeira e achatar na parte inferior. Repita isto com a massa restante e depois polvilhe com cebola seca, sementes de papoula ou sementes de gergelim, pressionando suavemente sobre a massa.

- Cozer até que a massa fique dourada, cerca de 13 a 15 minutos. Também pode ser dividido.

- Armazenar os rolos extras na geladeira e aquecer antes de servir.

Informações nutricionais por porção:
Calorias 287; Proteína 14,7g; Carboidrato 2,4g; Gordura 25,8g

Ceto Bagel

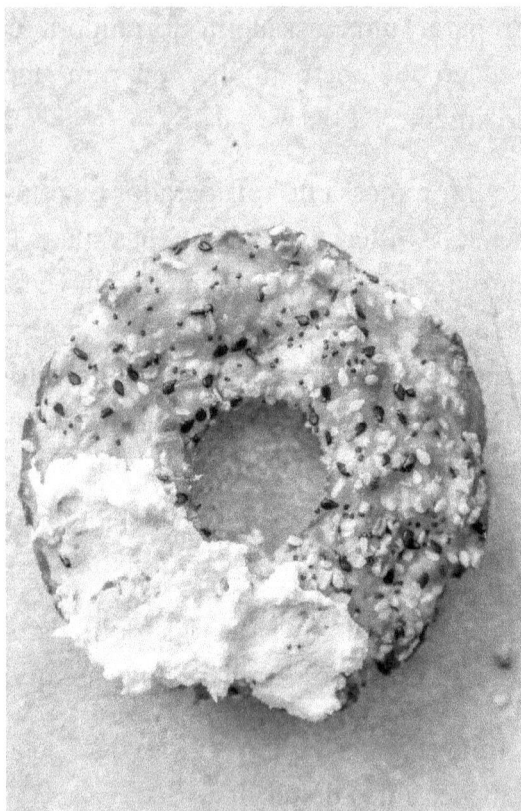

Tempo de preparação: 2 minutos

Tempo de cozimento: 15 minutos

Tempo total: 17 minutos

Rendimento: 6 porções

Ingredientes: *1 xícara qualquer queijo que derreta bem; ralado (cheddar, mozzarella); ½ xícara Parmesão ralado; 2 ovos; 2 colheres de sopa de tempero de bagel.*

Instruções

- Pré-aqueça o forno a 3190°C (375°F)

- Em uma tigela, combine o ovo e o queijo ralado e misture até que estejam completamente unidos.

- Dividir a mistura em 6 partes e depois pressionar em uma bandeja de donuts bem untada. Polvilhe o molho em todos os bagels com a mistura de ovo e queijo.

- Cozer até que o queijo forme uma crosta marrom clara e esteja completamente derretido (cerca de 15 a 20 minutos).

Informações nutricionais por porção:
Calorias 218; Proteína 14g; Carboidrato 5g; Gordura 16g

Massa para Bagels de Mozzarella

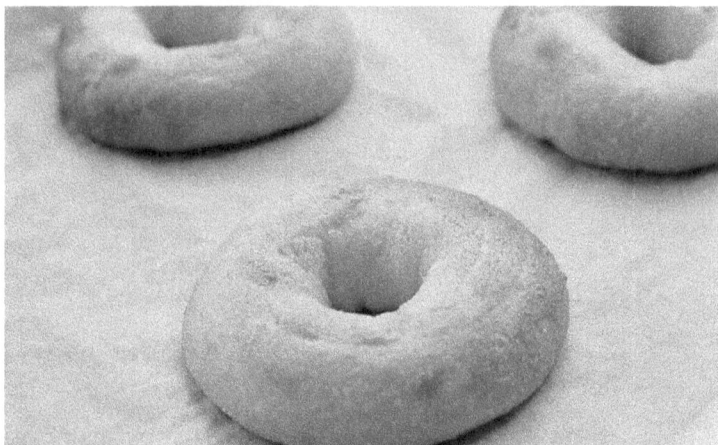

Tempo de preparação: 10 minutos.

Tempo de cozimento: 15 minutos.

Tempo total: 25 minutos.

Rendimento: 6 porções

Ingredientes: 1 colher de chá de fermento em pó; 1 ovo; metade; 2 colheres de sopa de queijo creme; 85 g de farinha de amêndoa; 170 g de queijo mozzarella ralado; uma pitada de sal a gosto.

Instruções

- Em uma tigela à prova de micro-ondas, misture o queijo creme, a farinha de amêndoa e o queijo ralado. Micro-ondas por 1 minuto

- Mexer e colocar de volta no forno e micro-ondas por 30 segundos

- Adicione sal, fermento em pó, ovo e qualquer outro aroma e depois misture suavemente. Dividir a massa em 6 partes iguais e enrolá-las em bolas e depois em um cilindro. Dobre as extremidades do cilindro em um círculo e depois pressione as 2 extremidades juntas para formar um formato de bagel.

- Colocar em uma assadeira e polvilhar com sementes de gergelim.

- Cozer por 15 minutos a 425°F (218°C) até dourar

Informações nutricionais por porção:
Calorias 203; Proteína 11g; Carboidrato 4g; Gordura 16,8

7.
BISCOITOS E PALITOS DE PÃO CETOGÊNICOS

Palitos de Pão Ceto

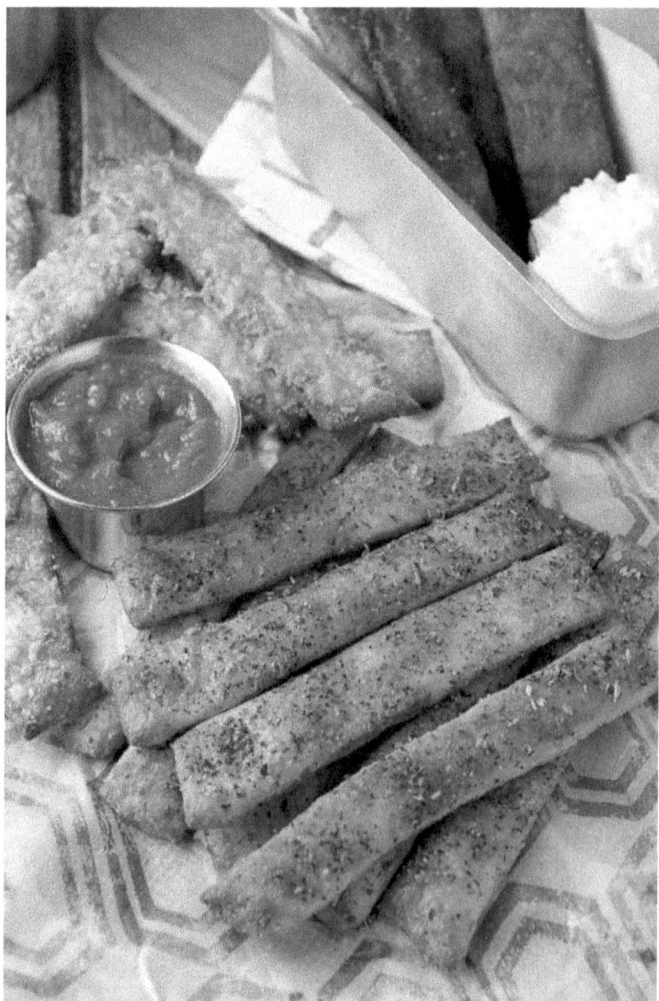

Tempo de preparação: 10 minutos

Tempo de cozimento: 15 minutos

Tempo total: 25 minutos

Rendimento: 24 palitos de pão

Ingredientes:

Base de pão: 1 colher de chá de fermento em pó; 1 ovo grande; 3 colheres de sopa de creme de queijo; 1 colher de sopa de casca de psílio em pó; ¾ xícara de farinha de amêndoa; 2 xícaras de queijo mozzarella ralado

Estilo italiano: 1 colher de chá de pimenta; 1 colher de chá de sal; 2 colheres de sopa de mistura de ervas secas e especiarias

Sabor extra de queijo: ¼ copo de queijo parmesão; 3 onças de queijo cheddar; 1 colher de chá de cebola em pó; 1 colher de chá de alho em pó

Sabor canela: 2 colheres de sopa de canela; 6 colheres de sopa de adoçante Swerve; 3 colheres de sopa de manteiga

Instruções

- Pré-aqueça o forno a 204°C (400°F)

- Misture o creme de queijo e o ovo até combinar levemente, depois reserve.

- Combinar todos os ingredientes secos: fermento em pó, casca de psílio e farinha de amêndoa em uma tigela.

- Em uma tigela à prova de micro-ondas, cozinhe o queijo mozzarella em intervalos de 20 segundos, mexendo cada vez que retirá-lo do micro-ondas e continue cozinhando no micro-ondas até que o queijo fique fervilhante.

- Adicione os ingredientes secos, queijo cremoso e ovos à mozzarella derretida e misture.

- Amasse a massa com as mãos e, uma vez integrada, coloque-a sobre uma esteira de cozimento. Pressioná-lo e transferi-lo para uma folha

- Corte a massa e tempere-a com os ingredientes acima.

- Cozer no forno até ficar crocante, 13-15 minutos, e servir quente.

Sugestão: Servir os palitos de pão doces com manteiga e creme de queijo e pães salgados com molho marinara

Informações nutricionais por porção:

Estilo italiano: Calorias 238; Proteína 12,8g; Carboidrato 2,6g; Gordura 18,8g

Queijo extra: Calorias 314; Proteína n 18g; Carboidrato 3,6g; Gordura 24,7g

Açúcar de Canela: Calorias 291,7g; Proteína 13g; Carboidrato 3,3g; Gordura 24,3g

Palitos Super Queijo

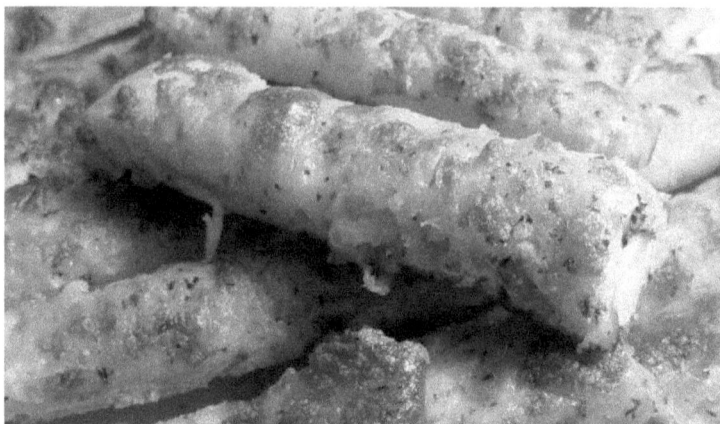

Tempo de preparação: 10 minutos

Tempo de cozimento: 15 minutos

Tempo total: 25 minutos

Rendimento: 8 porções

Ingredientes:

Para os pães em palitos: ½ copo de queijo parmesão, ralado; 1 copo de queijo mozzarella, ralado; ½ colher de chá de alho em pó; 1 colher de chá de tempero mediterrâneo italiano; ¼ colher de chá de fermento em pó; ½ colher de chá de sal; 4 ovos; 1 oz de queijo creme, amaciado; ⅓ copo de farinha de coco; 4 ½ colheres de sopa de manteiga (derretida e resfriada).

Para a parte superior: *12 colheres de chá de tempero mediterrâneo italiano; ¼ xícara de queijo parmesão, ralado; 2 xícaras de queijo mozzarella, ralado.*

Instruções

- Pré-aqueça o forno a 204°C (400°F)

- Preparar uma assadeira 7x11 untando-a.

- Combine o creme de queijo, sal, ovos e manteiga derretida e depois misture.

- Adicione as especiarias, fermento e farinha de coco à mistura de manteiga e mexa até misturar, depois adicione o parmesão e a mozzarella.

- Transfira a massa para uma panela e, em seguida, cubra com as ervas e especiarias italianas adicionais, queijo parmesão e mozzarella.

- Cozer até que os pãezinhos estejam prontos, 15 minutos. Na metade do cozimento, use um cortador de pizza para criar pães individuais.

- Transferir a bandeja para a prateleira superior do forno e assar até que o queijo esteja borbulhando e dourado, cerca de 1-2 minutos.

- Servir com molho marinara cetogênico.

Informações nutricionais por porção:
Calorias 299; Proteína 17g; Carboidrato 4g; Gordura 23g.

Crackers de Pesto

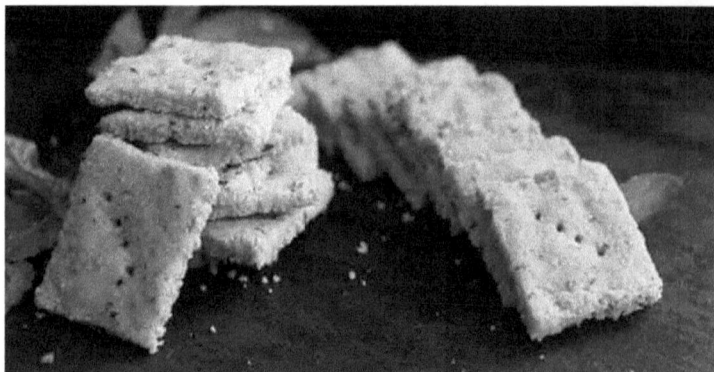

Tempo de preparação: 10 minutos

Tempo de cozimento: 20 minutos

Tempo total: 30 minutos

Rendimento: 6 porções

Ingredientes: *1 ¼ xícara de farinha de amêndoa; ½ colher de chá de fermento em pó; ½ colher de chá de sal; ¼ colher de chá de pimenta preta moída; 1 pitada de pimenta de caiena; ¼ colher de chá de manjericão seco; 1 dente de alho; prensado; 2 colheres de sopa de pesto de manjericão; 3 colheres de sopa de manteiga.*

Instruções

- Pré-aqueça o forno a 163°C (325°F). Cubra sua assadeira com papel pergaminho e coloque de lado

- Misture a farinha de amêndoa, o fermento em pó, o sal e a pimenta. Adicione a pimenta-de-caiena, o manjericão e o alho. Uma vez combinados, adicionar o pesto e misturar até formar migalhas grossas.

- Adicionar a manteiga e amassar até formar uma massa lisa.

- Transfira a massa para a folha preparada e espalhe-a em uma fina camada. Cozer por cerca de 15-20 minutos. Quando pronto, retire do forno, deixe esfriar levemente e corte em biscoitos

Informações nutricionais por porção:
Calorias 210,9; Proteína 6,1g; Carboidrato 6g; Açúcares 1g; Gordura 19,8g (Gordura saturada 4,6).

Crackers de Sementes

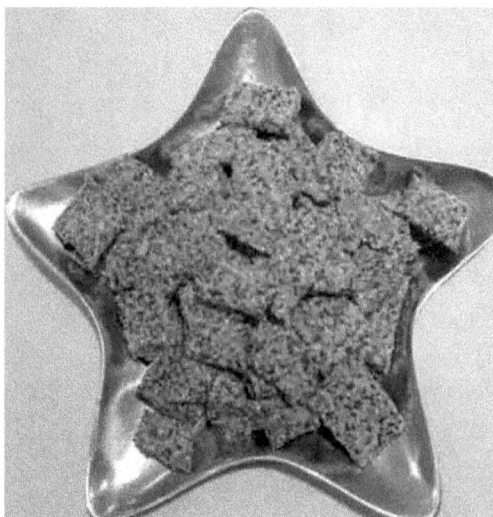

Tempo de preparação: 10 minutos

Tempo de cozimento: 60 minutos

Tempo total: 70 minutos

Rendimento: 70 bolachas

Ingredientes: *1 xícara de água fervente; ⅓ xícara de sementes de chia; ⅓ xícara de sementes de gergelim; ⅓ xícara de sementes de abóbora; ⅓ xícara de sementes de linho; ⅓ xícara de sementes de girassol; 1 colher de sopa de pó de psílio; 1 xícara de farinha de amêndoa; 1 colher de chá de sal; ¼ xícara de óleo de coco, derretido.*

Instruções

- Pré-aqueça o forno a 149°C (300°F). Cubra uma folha de biscoito com papel pergaminho e reserve.

- Adicione todos os ingredientes, exceto óleo de coco e água, ao seu processador de alimentos e pulsar até que todos os ingredientes estejam moídos. Transferência para uma tigela de mistura maior.

- Despeje o óleo de coco derretido e água fervente e misture até combinar bem.

- Transferir para folha preparada e espalhar em uma camada fina.

- Corte a massa em biscoitos e cozinhe por uma hora. Quando terminar, deixe os biscoitos esfriarem. Servir imediatamente ou armazenar em um recipiente hermético.

Informações nutricionais por porção:
Calorias 33,6; Proteína 1,1g; Carboidrato 1,6g; Açúcares 0,1; Gordura 2,8g (Gordura saturada 0,8g)

Biscoitos de Sal e Pimenta

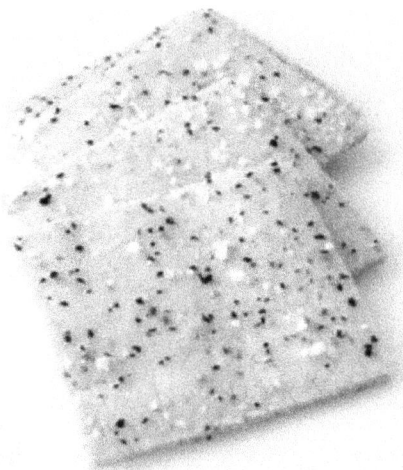

Tempo de preparação: 10 minutos

Tempo de cozimento: 15 minutos

Tempo total: 25 minutos

Rendimento: 20 biscoitos

Ingredientes: 1 ovo; 2 xícaras de farinha de amêndoa; ½ colher de chá de sal marinho celta; mais para polvilhar; ½ colher de chá de pimenta preta moída, e mais para polvilhar.

Instruções

- Pré-aqueça o forno a 350°F (177°C). Preparar uma folha de cozimento com papel pergaminho e colocá-la de lado.

- Adicione os ingredientes ao seu processador de alimentos e pulsar até que a massa se forme.

- Coloque a massa em uma folha de papel pergaminho, cubra com outro pedaço de papel e espalhe em uma camada fina. Transferir para uma assadeira e cortar em biscoitos.

- Polvilhar com sal e pimenta e assar por cerca de 10-15 minutos.

- Quando terminar, retire, deixe esfriar e sirva.

Informações nutricionais por porção:
Calorias 67,6; Proteína 2,7g; Carboidrato 1,4g; Açúcares 0,1; Gordura 5,8g (Gordura saturada 0,5g)

Biscoitos Crocantes de Amêndoa

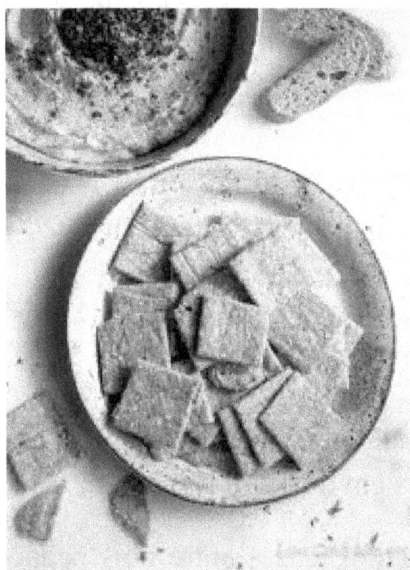

Tempo de preparação: 10 minutos

Tempo de cozimento: 20 minutos

Tempo total: 30 minutos

Rendimento: 40 biscoitos

Ingredientes: 1 xícara de farinha de amêndoa; 1/4 colher de chá de bicarbonato de sódio; 1/4 colher de chá de sal; 1/8 colher de chá de pimenta-do-reino; 3 colheres de sopa de sementes de gergelim; 1 ovo batido; sal e pimenta preta a gosto.

Instruções

- Pré-aqueça o forno a 350°F (177°C). Cobrir duas bandejas de cozimento com papel pergaminho e colocar de lado.

- Misture todos os ingredientes secos em uma tigela grande. Adicione o ovo e misture bem para incorporar e formar uma massa. Dividir a massa em duas bolas.

- Espalhe a massa entre dois pedaços de papel pergaminho. Cortar em biscoitos e transferir para uma assadeira preparada.

- Cozer por cerca de 15-20 minutos. Enquanto isso, repita o mesmo procedimento com a massa restante.

- Uma vez prontos, deixe os biscoitos esfriarem e sirva com sal e pimenta preta.

Informações nutricionais por porção:
Calorias 21,7, Proteína 0,9g, Carboidrato 0,8g, Açúcares 0,1, Gordura 2,9g (Gordura Saturada 0,2g)

8.
PÃES PLANOS E TORTILHAS

Pão Plano de Baixo Teor de Carboidratos

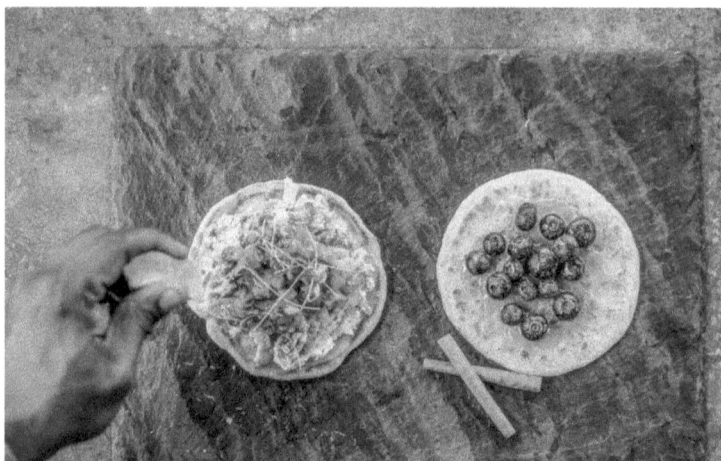

Tempo de preparação: 5 minutos.

Tempo de cozimento: 5 minutos.

Tempo total: 10 minutos.

Rendimento: 6 porções

Ingredientes: 6 colheres de chá de manteiga; 1 pitada de sal marinho; ½ xícara de farinha de *araruta/pó; ½ xícara mais 1 colher de sopa de amêndoa ou farinha de coco; 1 xícara de leite de coco gordo, guarnição (opcional)*

Instruções

- Bata todos os ingredientes em uma tigela grande. Deve ter a consistência de panquecas, soltas e grossas. Se for muito líquido, acrescentar colheres de sopa de farinha de araruta e farinha de amêndoa para engrossá-la. Se for muito espesso, acrescente apenas uma colher de sopa de leite de coco para diluí-lo.

- Pré-aqueça uma frigideira antiaderente em fogo médio-alto e depois regue com um pouco de azeite de oliva.

- Adicione uma xícara da massa ao centro da panela. Cozinhe os pães planos até que estejam firmes e as bordas estejam levemente douradas, mas não crocantes; isto deve levar cerca de 3 minutos.

- Use uma espátula para virar o pão plano e cozinhe o outro lado por mais 2-3 minutos até que ambos os lados fiquem dourados. Repita isto para o restante da massa de pão de forma achatada.

- Uma vez feito, arrefeça o pão plano em uma prateleira. Enquanto ainda está quente, ponha manteiga no pão. Aproveite com seu topping favorito.

- Você pode armazenar as sobras no refrigerador por cerca de 6 a 7 dias.

Informações nutricionais por porção:
Calorias 167, Proteína 2g, Carboidrato 13g; Gordura 13g.

Tortilha de Baixo Teor de Carboidratos

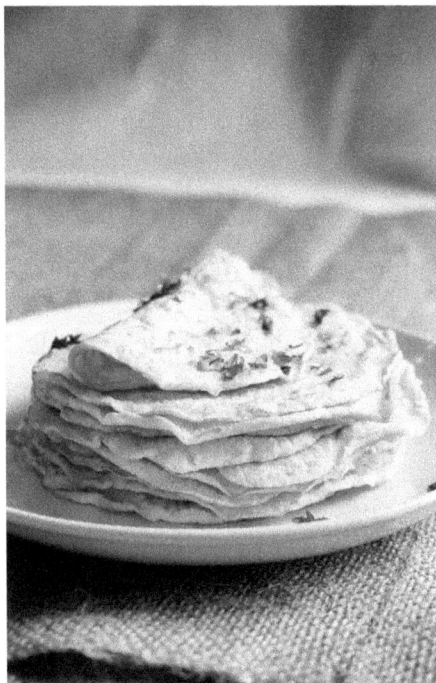

Tempo de preparação: 10 minutos.

Tempo de cozedura: 12 minutos.

Tempo total: 22 minutos.

Rendimento: 6 porções

Ingredientes: ¼ colher de chá de cebola em pó; ¼ colher de chá de alho em pó; ½ colher de chá de sal; 2 ovos grandes; 6 onças de queijo cheddar ralado; 16 onças de couve-flor crua (cerca de metade de uma cabeça grande)

Instruções

- Pré-aquecer o forno a 204°C (400°F).

- Preparar várias bandejas de cozedura forrando-as com papel pergaminho, depois pô-las de lado.

- Cortar ligeiramente a couve-flor e depois colocá-la no processador de alimentos. Pressione até que a couve-flor seja moída em migalhas e depois adicione os restantes ingredientes. Mexer até que todos os ingredientes se combinem.

- Colocar a mistura nas bandejas de cozedura previamente preparadas com uma folha de bolachas de 3 colheres de sopa. Deixar espaço suficiente para espalhar a massa.

- Utilizar um pedaço de papel pergaminho para cobrir os montes, depois enrolá-los em círculos de cerca de 4 a 4 polegadas ½ e depois retirar o papel.

- Cozer até as tortilhas ficarem douradas durante 12 minutos, depois deixá-las sentar na assadeira durante 3 a 5 minutos para arrefecerem.

- Descasque o papel de pergaminho e desfrute

Informação nutricional por porção:
Calorias 160, Proteína 10g, Carboidratos 4g; Gordura 11g.

Tortilhas de Farinha de Amêndoa

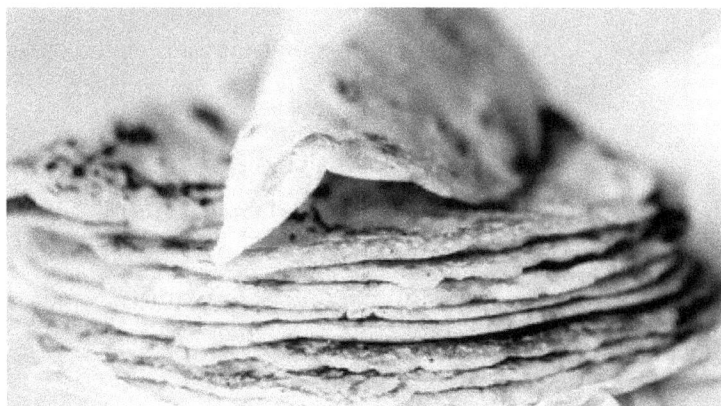

Tempo de preparação: 15 minutos

Tempo de cozedura: 5 minutos

Tempo total: 20 minutos

Rendimento: 8 porções

Ingredientes: *120 ml de água a ferver; 4 claras de ovo; 1,5 colheres de chá de sal; 1 colher de chá de fermento em pó; 6 colheres de sopa de casca de psílio em pó; 150 g de farinha de amêndoa escaldada; 1-2 colheres de sopa de óleo para fritar*

Instruções

- Numa tigela grande, misturar todos os ingredientes secos.

- Adicionar as claras de ovo e misturar bem. Adicionar a água a ferver, um pouco de cada vez, e misturar com uma espátula de silicone; à medida que se mistura, o psílio absorve a água.

- Deixe a massa descansar durante 5 minutos uma vez terminada a mistura e depois divida a massa em 8 bolas.

- Colocar as bolas uma de cada vez sobre um pedaço de papel pergaminho e depois cobri-las com outro pedaço.

- Colocar a frigideira sobre a massa e pressionar. Uma vez pressionada, pode-se até virar a frigideira da direita para a esquerda para expandir a massa. As tortilhas, no entanto, parecerão finas e engrossarão um pouco depois de as cozinhar. Repita isto com a massa restante.

- Aqueça o óleo numa frigideira e coloque as tortilhas uma de cada vez. Cozinhar em fogo médio durante 20 a 40 segundos de cada lado até as crostas serem castanhas douradas.

- Transferir para um prato após cozedura para arrefecer.

Informação nutricional por porção:
Calorias 138, Proteína 5,82g, Carboidrato 10,14g; Gordura 9,4g.

Tortilhas de Farinha de Coco

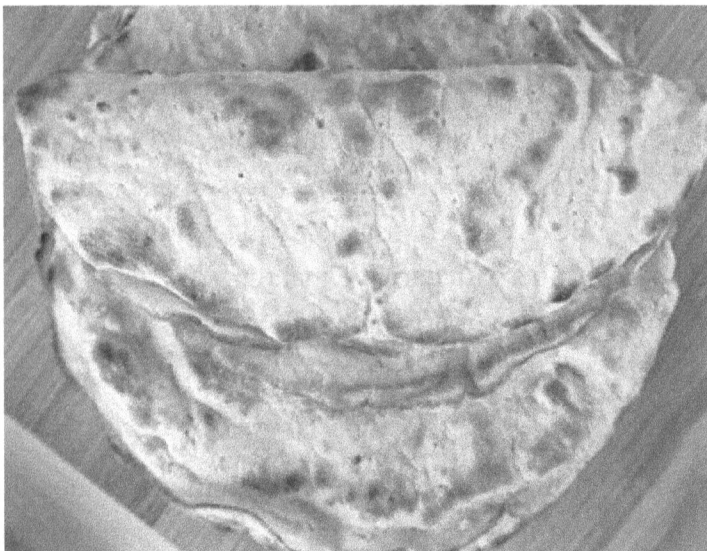

Tempo de preparação: 5 minutos

Tempo de cozedura: 10 minutos

Tempo total: 15 minutos

Rendimento: 4 porções

Ingredientes: 1 colher de sopa de manteiga ou óleo

para fritar; 1 chávena de água ½ colher de chá de fermento em pó; 8 g de casca de psyllium; 50 g de farinha de coco; sal a gosto

Instruções

- Num recipiente seguro no micro-ondas, aqueça 1 chávena de água no micro-ondas durante 30 segundos.

- Misturar todos os ingredientes secos numa tigela e adicionar a água quente. Mexer para formar a massa, deixá-la descansar durante 10 minutos, depois dividir a massa em 4 partes.

- Coloque uma parte da massa entre 2 pedaços de papel pergaminho e enrole-a.

- Adicionar um pouco de manteiga ou encurtamento a uma frigideira e, em seguida, colocar a massa na frigideira.

- Deixar o lado de baixo cozinhar completamente antes de virar o outro lado. Não se esqueça de cozinhar ambos os lados até à castanha dourada

- Servir

Pão Plano de Queijo

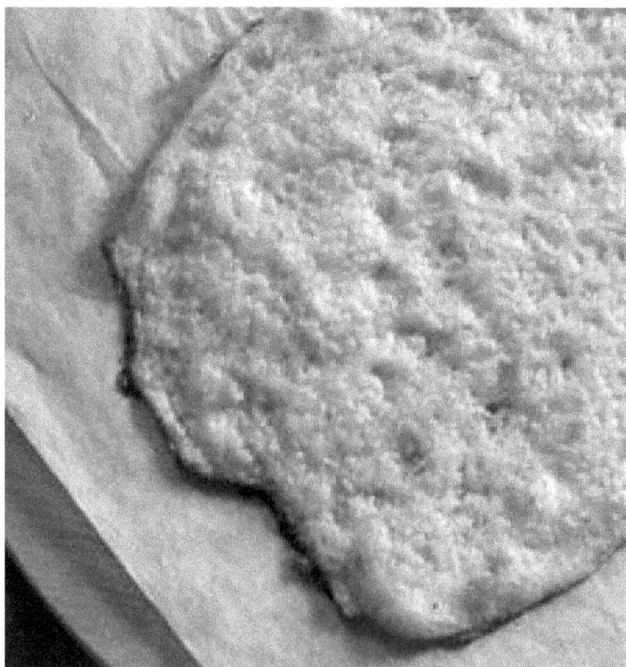

Tempo de preparação: 5 minutos

Tempo de cozedura: 15 minutos

Tempo total: 20 minutos

Rendimento: 6 porções

Ingredientes: ½ *chávena de queijo cheddar, ralado; 1 ovo; 2 colheres de sopa de queijo creme, em cubos; 2 colheres de chá de tempero picante; 1 pitada de sal; 6 colheres de sopa de farinha de amêndoa;* ¾ *chávena de mozzarella, ralada;* ½ *colher de sopa de azeite*

Instruções

- Pré-aquecer o forno a 204°C (400°F).

- Prepare a sua folha de cozedura, forrando-a com papel pergaminho e depois oleando-a uniformemente. Ponha de lado.

- Misturar os condimentos, sal marinho, farinha de amêndoa e mozzarella numa tigela média e depois adicionar o queijo creme em cubos em cima.

- Micro-ondas durante 45 segundos em alta, depois mexer durante mais 20 segundos e agitar novamente. Acrescentar o ovo e mexer até estar totalmente integrado.

- Colocar a massa na folha de cozedura previamente preparada e formar um retângulo de massa com as mãos. Polvilhar uniformemente com queijo cheddar.

- Cozer até o queijo derreter e o pão começar a dourar, cerca de 15-18 minutos.

- Cortar e desfrutar

Informação nutricional por porção:
Calorias 161; Proteína 8.1g; Carboidrato 2.1g; Gordura 13.8g

Pão Plano 5 Ingredientes

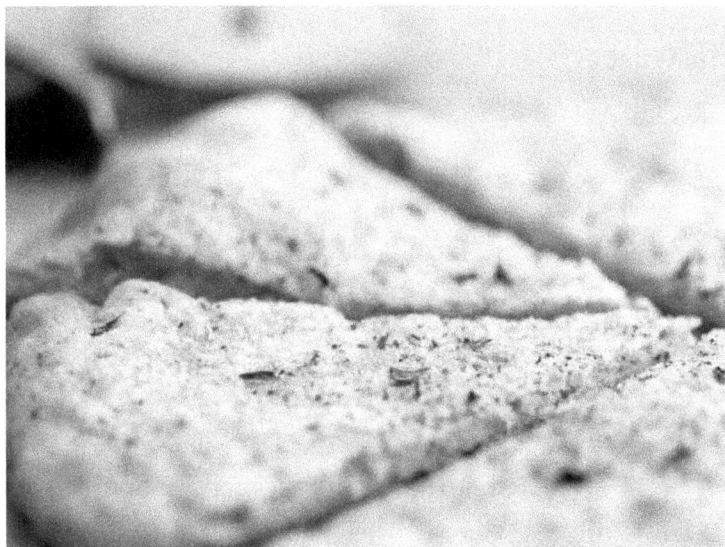

Tempo de preparação: 5 minutos

Tempo de cozedura: 20 minutos

Tempo total: 25 minutos

Rendimento: 8 porções

Ingredientes: 1 colher de chá de manjericão; 1 colher de sopa de alho em pó; 2 colheres de sopa de farinha de amêndoa; 1 ovo; 1 colher de sopa de queijo *creme; ¾ chávena de queijo mozzarella*

Instruções

- Pré-aquecer o forno a 350°F (177°C).

- Derreter o queijo creme e a mozzarella, e misturar na farinha de amêndoa e no ovo.

- Prepare a sua assadeira forrando-a com papel pergaminho e depois achate a mistura em cima.

- Polvilhar com alho em pó e cozer durante 20 minutos.

Informação nutricional por porção:
Calorias 56; Proteína 3,6g; Carboidrato 0,8g; Gordura 4,5g

9.
PIZZA CETOGÊNICA

Pizza de Queijo

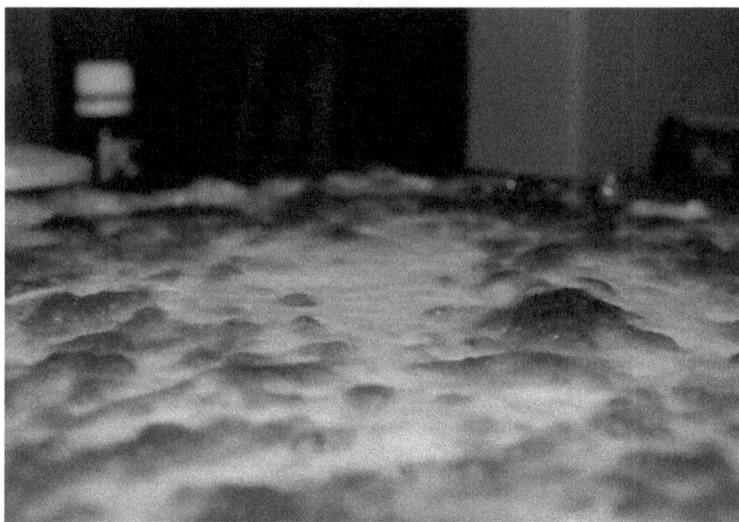

Tempo de preparação: 10 minutos

Tempo de cozedura: 25 minutos

Tempo total: 35 minutos

Rendimento: 4 porções

Ingredientes: 1 ovo; 2 colheres de chá de tempero mediterrânico italiano; 2 colheres de chá de alho em pó; 1 chávena de mozzarella ralada (para a crosta); 1 chávena de queijo (para a cobertura); 1 chávena *de queijo aziago; 1 chávena de queijo parmesão; 1 frasco de molho marinara.*

Instruções

- Pré-aquecer o forno a 218°C (425°F).

- Numa tigela separada, combinar uma chávena de queijo mozzarella, alho em pó, ovo, e manjericão numa tigela. Unte uma bandeja de forno com spray desmoldante antiaderente, depois verta e espalhe esta mistura no fundo; não faz mal se algumas das misturas forem colocadas de lado.

- Colocar no forno e cozer durante 10 minutos.

- Retirar a pizza do forno, depois espalhar o molho.

- Acrescentar mais alho, tempero italiano e manjericão.

- Cubra com os restantes ingredientes, depois devolva tudo ao forno e asse por mais 10 minutos. Deixe descansar durante alguns minutos depois de retirar do forno e desfrute!

- Esta crosta deixa excelentes sobras, por isso basta embrulhar e guardar tudo no frigorífico, e reaquecer no micro-ondas quando lhe apetecer mais pizza.

Informação nutricional por porção:
Calorias 1069; Proteína 55g; Carboidrato 8g; Fibra 3g; Gordura 55g

Pizza Carnívora

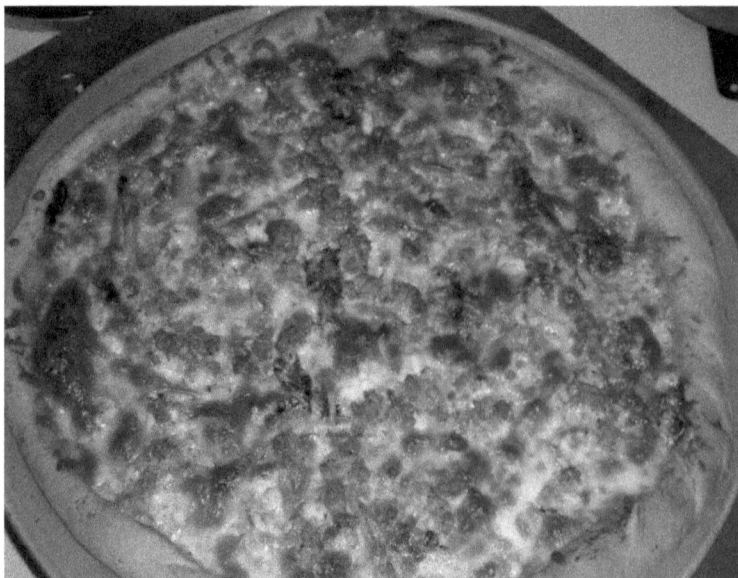

Tempo de preparação: 10 minutos

Tempo de cozimento: 25 minutos

Tempo total: 35 minutos

Rendimento: 4 porções

Ingredientes: 2 colheres de chá de tempero italiano; 2 colheres de chá de pó de alho; 1¾ chávena de mozzarella ralada (para a crosta); 1 chávena de mozzarella (para a cobertura); 1 pacote de pepperoni; 1 pacote de bacon canadense; 1 pacote de pedaços de bacon; 1 frasco de molho marinara.

Instruções

- Pré-aquecer o forno a 218°C (425°F).

- Numa tigela separada, combinar 1 chávena de queijo mozzarella, alho em pó, ovo e manjericão numa tigela. Unte uma assadeira com spray de cozinha antiaderente, depois verta e espalhe esta mistura no fundo; não há problema em colocar um pouco mais da mistura nos bordos.

- Colocar no forno e cozer durante 10 minutos.

- Retirar a pizza do forno, depois espalhar o molho.

- Acrescentar mais alho, tempero italiano e manjericão.

- Cubra com os restantes ingredientes, depois devolva tudo ao forno e asse por mais 10 minutos. Deixe descansar durante alguns minutos depois de retirar do forno e desfrute!

- Esta crosta deixa excelentes sobras, por isso basta embrulhar e guardar tudo no frigorífico, e reaquecer no micro-ondas quando lhe apetecer mais pizza.

Informação nutricional por fatia:
Calorias 1100; Proteína 55g; Carboidrato 8g; Fibra 3g; Gordura 55g

Ceto Supreme

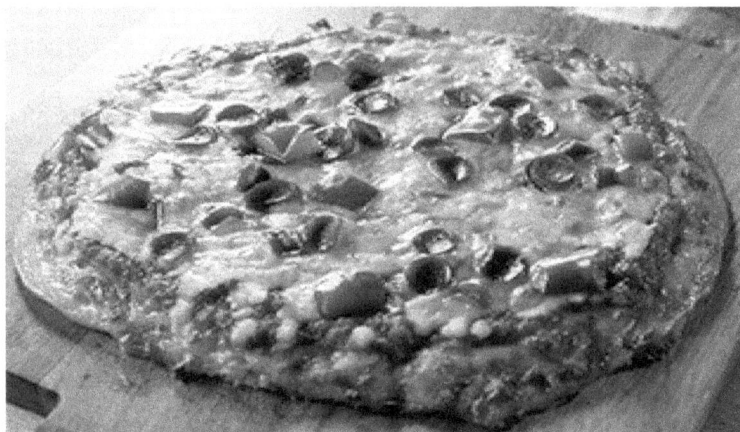

Tempo de preparação: 10 minutos

Tempo de cozimento: 25 minutos

Tempo total: 35 minutos

Rendimento: 4 porções

Ingredientes: *1 ovo; 1 frasco de molho marinara; 2 colheres de chá de tempero italiano; 2 colheres de chá de alho em pó; 1 chávena de queijo mozzarella ralado (para a crosta); 1 chávena de queijo mozzarella (para a cobertura); 1 pacote de pepperoni; 1 lata pequena de azeitonas; ½ pimenta verde, finamente picada*

Instruções

- Pré-aquecer o forno a 218°C (425°F).

- Numa tigela separada, combinar uma chávena de queijo mozzarella, alho em pó, ovo, e manjericão numa tigela. Unte uma assadeira com spray de cozinha antiaderente, depois verta e espalhe esta mistura no fundo; não há problema em colocar um pouco mais da mistura nos bordos.

- Colocar no forno e cozer durante 10 minutos.

- Retirar a pizza do forno, depois espalhar o molho.

- Acrescentar mais alho, tempero italiano e manjericão.

- Cubra com os restantes ingredientes, depois devolva tudo ao forno e asse por mais 10 minutos. Deixe descansar durante alguns minutos depois de retirar do forno e desfrute!

- Esta crosta deixa excelentes sobras, por isso basta embrulhar e guardar tudo no frigorífico, e reaquecer no micro-ondas quando lhe apetecer mais pizza.

Informação nutricional por porção:
Calorias 1100; Proteínas 55g; Carbo-hidratos 8g; Fibra 3g; grassas 55g

A Havaiana (Estilo Ceto)

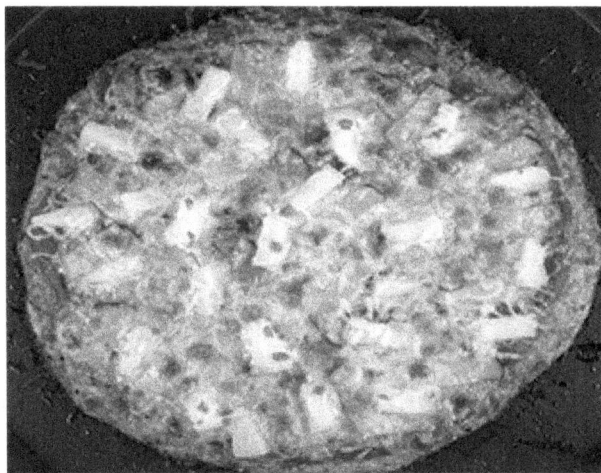

Tempo de preparação: 10 minutos

Tempo de cozimento: 25 minutos

Tempo total: 35 minutos

Rendimento: 4 porções

Ingredientes: 1 ovo; 2 colheres de chá de tempero italiano; 2 colheres de chá de alho em pó; 1 chávena de queijo mozzarella ralado (para a crosta); 1 chávena de queijo mozzarella (para a cobertura); 1 chávena de queijo asiago; 1 chávena de anéis de ananás; 1 frasco de molho marinara; 1 pacote de bacon canadiano.

Instruções

- Pré-aquecer o forno a 218°C (425°F).

- Numa tigela separada, combinar uma chávena de queijo mozzarella, alho em pó, ovo, e manjericão numa tigela. Unte uma assadeira com spray de cozinha antiaderente, depois verta e espalhe esta mistura no fundo; não há problema em colocar um pouco mais da mistura nos bordos.

- Colocar no forno e cozer durante 10 minutos.

- Retirar a pizza do forno, depois espalhar o molho.

- Acrescentar mais alho, tempero italiano e manjericão.

- Cubra com os restantes ingredientes, depois devolva tudo ao forno e asse por mais 10 minutos. Deixe descansar durante alguns minutos depois de retirar do forno e desfrute!

- Esta crosta deixa grandes sobras, por isso basta embrulhar e guardar tudo no frigorífico, e reaquecer no micro-ondas quando lhe apetecer mais pizza.

Informação nutricional por fatia:
Calorias 1316; Proteína 67g; Carboidrato 10g; Fibra 1g; Gordura 110g

10.
PÃO DE MILHO CETOGÊNICO

Pão de Milho Ceto

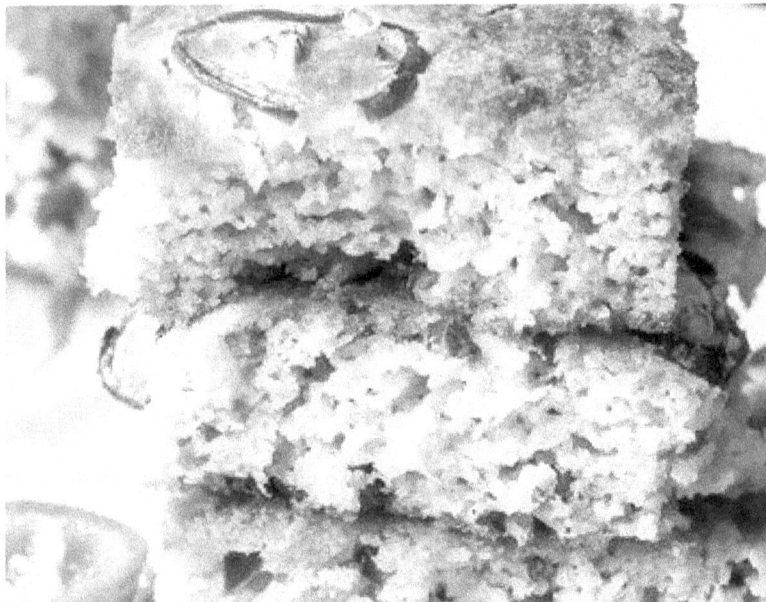

Tempo de preparação: 5 minutos

Tempo de cozimento: 30 minutos

Tempo total: 35 minutos

Rendimento: 16 porções

Ingredientes: ¼ chávena de manteiga derretida; ½

chávena de creme de leite; 3 ovos grandes; ½ colher de chá de bicarbonato de sódio; 1 colher de chá de sal; ¼ chávena de farinha de coco; ½ chávena de farinha de amêndoa

Recheios opcionais: *Recheios opcionais: ½ taça de queijo cheddar ralado; 4 fatias de bacon, cozido e desfiado; 2 jalapões, cortados em fatias finas*

Instruções

- Pré-aquecer o forno a 163°C (325°F).

- Misturar todos os ingredientes, exceto jalapões, numa tigela média (basta saltar os recheios se não os quiser usar).

- Verter a massa para uma frigideira bem lubrificada de 10,5 polegadas de ferro fundido e depois cobrir com os jalapões. Cozer durante cerca de 25 a 30 minutos e depois deixar o pão arrefecer durante 5 minutos antes de cortar.

- Pode armazenar o pão por até 3 dias à temperatura ambiente.

Informação nutricional por porção:
Calorias 120; Proteína 4,1g; Carboidratos 1,5g; Gordura
10,8g

Pão de Milho Simples

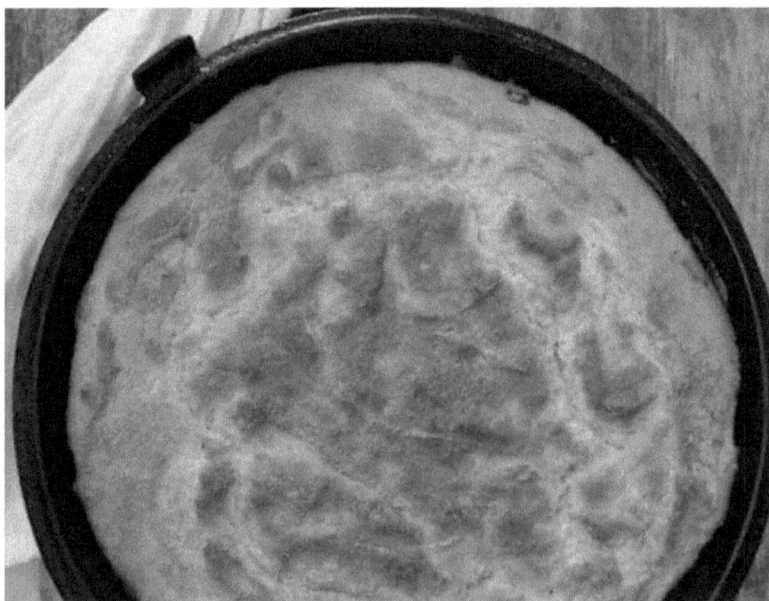

Tempo de preparação: 10 minutos

Tempo de cozimento: 35 minutos

Tempo total: 45 minutos

Rendimento: 10 porções

Ingredientes: 1 colher de chá de sal marinho; 3 colheres de sopa de adoçante Swerve; ½ copo de manteiga derretida mais 1 colher de sopa para untar a frigideira; 1 chávena de natas azedas; 4 colheres de sopa de natas pesadas para bater; 4 ovos batidos; 2 colheres de chá de fermento em pó; 2 chávenas de farinha de amêndoa

Instruções

Pré-aquecer o forno a 190°C (375°F).

Combinar fermento em pó, sal e farinha de amêndoa numa tigela média e reservar.

Combinar ovos, natas azedas, e natas pesadas numa tigela média até estarem completamente misturados.

Verter ingredientes húmidos em ingredientes secos e mexer suavemente até à sua completa incorporação, depois adicionar manteiga derretida e mexer até à mistura.

Num ferro fundido pré-aquecido, adicionar uma colher de chá de manteiga e depois adicionar a massa. Cozer durante 30-35 minutos e servir quente ou quente à temperatura ambiente.

Informação nutricional por porção:
Calorias 367; Proteína 7,3g; Carboidrato 5,4g; Gordura 36,6g

Pão de Milho Saboroso

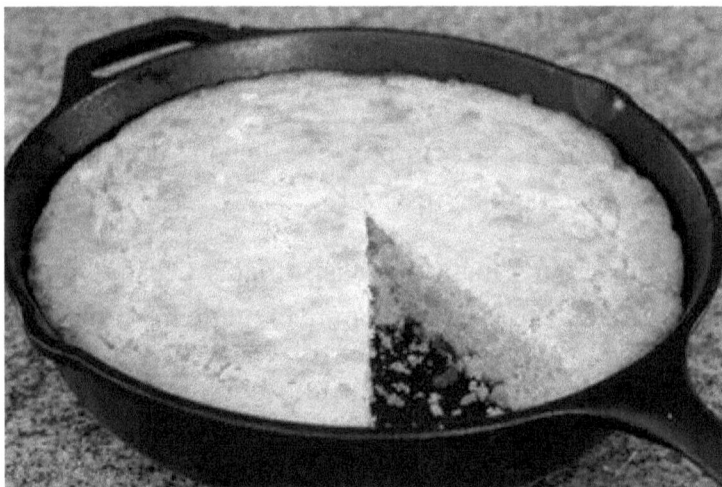

Tempo de preparação: 10 minutos

Tempo de cozimento: 13 minutos

Tempo total: 23 minutos

Rendimento: 8 porções

Ingredientes: *3 ovos; ⅓ colher de chá de sal; 1 colher de chá de fermento em pó; 4 colheres de sopa de manteiga derretida; ¾ chávena de queijo cheddar, ralado; 1 ¼ chávena de farinha de amêndoa.*

Instruções

- Pré-aquecer o forno a 204°C (400°F).

- Se cozinhar com uma frigideira de ferro fundido, coloque-a no forno enquanto aquece e retire-a assim que o forno atingir 204°C

- Numa tigela grande, combine todos os ingredientes secos.

- Acrescentar ingredientes húmidos e misturar

até combinar. Não se preocupe se a massa for grumosa

- Verter a massa em moldes de muffins preparados ou frigideira de ferro quente

- Cozer até à castanha dourada durante 15 a 20 minutos.

- Pode armazenar o pão durante até uma semana num recipiente hermético

Informação nutricional por porção:
Calorias 150; Proteína 5,8g; Carboidrato 2,4g; Gordura 13,4g

Pão de Milho com Baixo Teor de Carboidratos

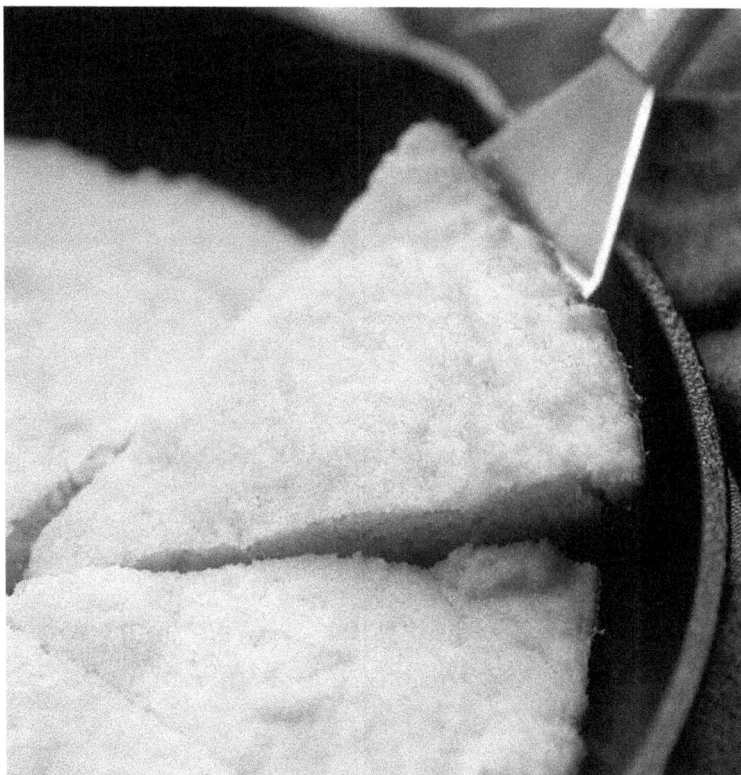

Tempo de preparação: 10 minutos

Tempo de cozimento: 20 minutos

Tempo total: 30 minutos

Rendimento: 8 fatias de pão

Ingredientes: ¼ *colher de chá de bicarbonato de sódio; 12 colheres de chá de sal; 2 colheres de sopa de adoçante de monkfruit; ½ chávena de farinha de coco; 3 ovos grandes; ⅓ chávena de creme de leite; 6 colheres de sopa de manteiga derretida*

Instruções

- Pré-aquecer o forno a 350°F (177°C).

- Pulverizar uma assadeira de 8 por 8 ou uma frigideira de 10 polegadas de ferro fundido com spray de cozinha antiaderente

- Numa tigela, misturar os ovos, as natas e a manteiga derretida até estarem completamente combinados.

- Adicionar o bicarbonato de sódio, sal, adoçante e farinha de coco e mexer para combinar

- Verter a mistura sobre o prato previamente preparado e cozer até que um palito saia limpo e os bordos estejam dourados (cerca de 15 a 20 minutos)

Informação nutricional por porção:
Calorias 150; Proteína 5,8g; Carboidrato 2,4g; Gordura 13,4g

Pão de Milho Doce

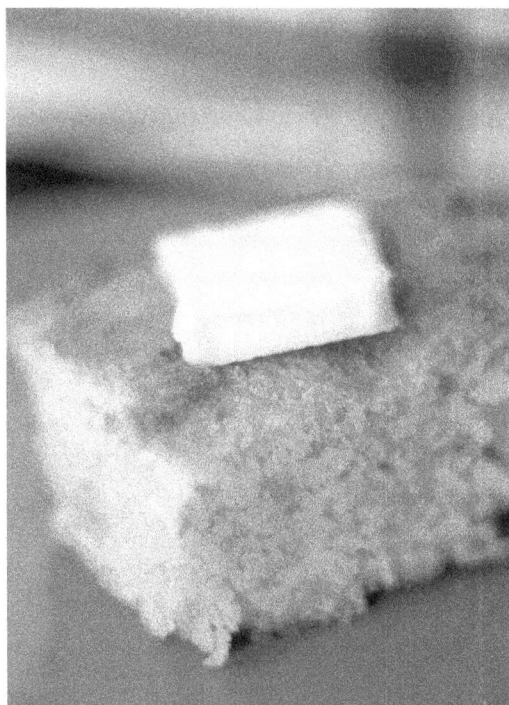

Tempo de preparação: 10 minutos

Tempo de cozimento: 45 minutos

Tempo total: 55 minutos

Rendimento: 12 porções

Ingredientes: *3 ovos; 1 colher de chá de goma xantana; 4 colheres de sopa de fermento em pó; 2 colheres de sopa de adoçante eritritol; ⅓ chávena de farinha de coco; ¾ chávena de farinha de amêndoa superfina; 2 colheres de sopa de manteiga; 4 onças de queijo creme; 2 chávenas de queijo mozzarella parcialmente desnatado, desfiado; 15-20 gotas de óleo aromatizante de pão de milho.*

Instruções

- Pré-aquecer o forno a 350°F (177°C).

- Preparar uma assadeira de 8 × 8 polegadas untando com manteiga.

- Combinar manteiga, queijo creme, e queijo mozzarella numa grande tigela segura para o micro-ondas. Micro-ondas em incrementos de

30 segundos, agitando entre cada uma até que a mistura seja lisa e derretida; isto leva cerca de 2-3 minutos

- Retirar do micro-ondas e depois adicionar goma xantana, fermento em pó, edulcorante, farinha de coco e farinha de amêndoa. Agitar para combinar e voltar ao micro-ondas assim que os queijos começarem a endurecer.

- Adicionar o sabor de pão de milho e ovos e misturar para combinar. Transferir para uma assadeira preparada quando todos os ingredientes estiverem bem misturados e cobrir com folha de alumínio.

- Cozer durante 30 minutos, depois descobrir e cozer durante mais 10-15 minutos ou até que o pão saia quando empurrado ligeiramente e o topo seja castanho dourado.

- Deixar o pão arrefecer ligeiramente antes de cortar e servir.

Informação nutricional por porção:
Calorias 180; Proteína 8g; Carboidratos 5g; Gordura 13g

Pão de Milho com Farinha de Amêndoa

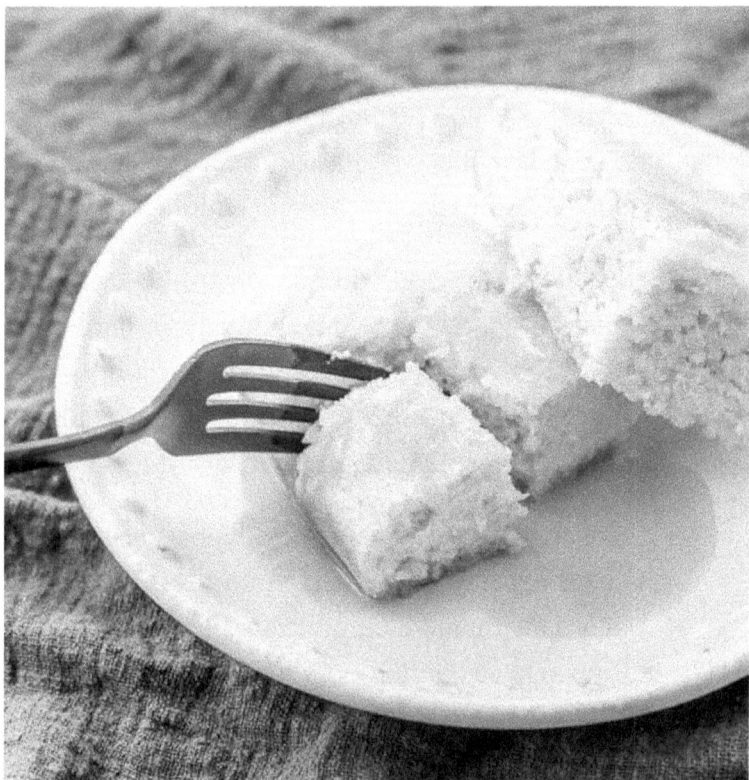

Tempo de preparação: 15 minutos

Tempo de cozimento: 25 minutos

Tempo total: 40 minutos

Rendimento: 9 fatias

Ingredientes: colher de chá de extrato de baunilha; 1 colher de chá de fermento em pó; 5 colheres de sopa de manteiga salgada, derretida, e mais para untar a frigideira; 4 ovos grandes; ⅓ chávena de adoçante Swerve; 1 ½ chávena de farinha de amêndoa branqueada

Opcional para servir: xarope sem açúcar; manteiga fatiada

Instruções

- Pré-aquecer o forno a 350°F (177°C).

- Cobrir uma assadeira de 8 x 8 polegadas com papel pergaminho e untar as laterais.

- Misturar fermento em pó, edulcorante e farinha de amêndoa numa tigela.

- Adicionar baunilha, manteiga derretida e ovos numa tigela de mistura separada e utilizar um misturador de pé ou um misturador eléctrico para bater os ingredientes a baixa velocidade durante cerca de 30 segundos até serem bem misturados.

- Verter a mistura de farinha para a mistura de ovos e bater durante cerca de 30 segundos a baixa velocidade até ficar macia e incorporada. A massa resultante deve ser espessa.

- Verter a massa sobre a panela previamente preparada e depois utilizar uma espátula para alisar a superfície e espalhar a massa pelos cantos e arestas.

- Cozer durante cerca de 25 minutos até que um palito saia limpo quando inserido.

- Deixar o pão de milho arrefecer durante 5 minutos no prato e depois soltar deslizando uma faca à volta das extremidades.

- Cortar em 9 quadrados e depois servir quente com fatias de manteiga não adoçada ou xarope de bordo

Informação nutricional por porção:
Calorias 200; Proteína 7g; Carboidrato 3,5g; Gordura 18g

11.
BISCOITOS CETOGÊNICOS

Biscoitos Sanduiche

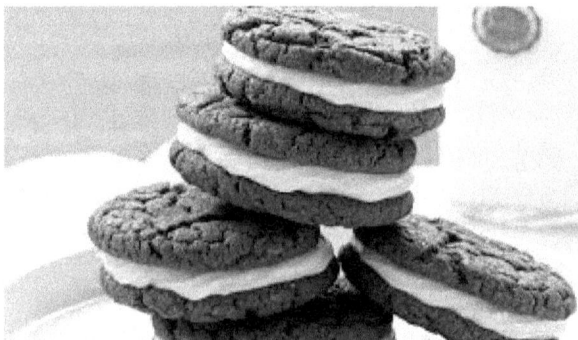

Tempo de preparação: 25 minutos

Tempo de cozedura: 12 minutos

Tempo total: 25 minutos

Rendimento: 12 porções

Ingredientes: 2 ½ colher de sopa de casca de limão ralada; ½ chávena de sumo de limão fresco; 3¾ chávenas de farinha para todos os fins; peneirada, ½ colher de chá de bicarbonato de sódio; 1 colher de chá de sal; 1 ½ chávena de açúcar; 1 ½ chávena de manteiga amolecida; 2 ovos grandes; 2 gemas de

ovo grandes; 1 colher de chá de extrato de baunilha;
2 chávenas de açúcar em pó

Instruções

- Numa frigideira pequena, adicionar 1 colher de sopa de casca de limão e sumo em lume médio e deixar ferver. Cozinhar cerca de 4-5 minutos ou até a mistura ser reduzida a 2 colheres de sopa. Colocar a mistura numa tigela e deixar arrefecer completamente

- Numa tigela grande, colocar a farinha, bicarbonato de sódio e sal e misturar bem. Numa outra tigela, adicionar açúcar e 1 chávena de manteiga e bater até bem misturada. Adicionar os ovos, 1 de cada vez, e bater bem à medida que se adiciona cada ovo. Bater as gemas de ovo da mesma forma. Acrescentar mistura de limão e mexer para combinar. Colocar os ovos batidos na tigela de ingredientes secos e misturar até se formar uma massa.

- Cobrir a massa com filme plástico e refrigerar durante aproximadamente 6-8 horas.

- Pré-aquecer o forno a 190°C (375°F). Cobrir 2 folhas grandes de biscoitos com papel pergaminho

- Retirar a massa do frigorífico. Transferir a massa para uma superfície enfarinhada. Utilizando um rolo de massa levemente enfarinhado, enrolar a massa até uma espessura de 3/8 polegadas. Usando um cortador de biscoitos de 2 polegadas, cortar os biscoitos.

- Colocar biscoitos em bandejas preparadas numa única camada.

- Cozer durante cerca de 12 minutos.

- Retirar do forno e colocar bandejas em prateleiras de arrefecimento durante cerca de 5 minutos. Virar cuidadosamente os biscoitos e colocá-los em prateleiras para arrefecerem completamente antes de serem enchidos.

- Entretanto, para o recheio: numa tigela, adicionar a casca de limão restante e uma pitada de sal e com a parte de trás de uma colher, amassar até se formar uma pasta. Adicionar o açúcar em pó e a restante manteiga e bater até ficar bem misturado e fofo.

- Colocar metade das bolachas numa superfície lisa, de lado plano para cima. Espalhar 2 colheres de chá de recheio uniformemente sobre cada biscoito. Colocar os biscoitos restantes em cima, de lado plano para baixo

- Servir

Informação nutricional por porção:
Calorias 542; Proteína 5,9g; Carboidratos 75,4g; Açúcares 45,1; Fibra 1,2g; Gordura 25,1g (Gordura saturada 15,2g)

Biscoitos de Queijo

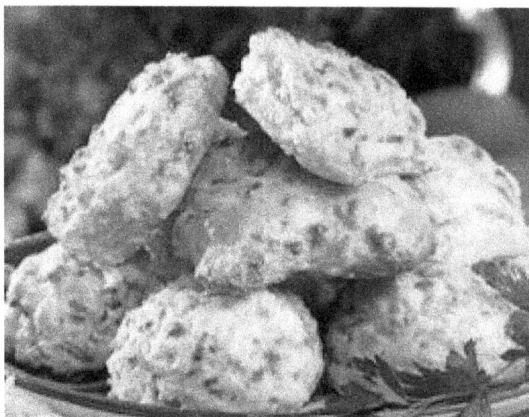

Tempo de preparação: 20 minutos

Tempo de cozedura: 17 minutos

Tempo total: 25 minutos

Rendimento: 12 porções

Ingredientes: 2 chávenas de farinha para todos os fins; 1 colher de chá de fermento em pó; sal e pimenta preta, conforme necessário; ⅓ chávena de manteiga fria, picada; 3 dentes de alho, picados; 4 fatias de bacon cozido, esfarelado; 1¼ chávenas de queijo azul, esfarelado; 1 chávena de leitelho; ¼ chávena de manteiga sem sal, derretida.

Instruções

- Pré-aquecer o forno a 232°C (450°F). Alinha uma grande folha de cozedura com papel pergaminho

- Numa tigela grande, colocar a farinha, o fermento em pó, o sal e a pimenta preta. Adicionar a manteiga picada e misturar até formar uma migalha grossa. Acrescentar 2 dentes de alho, bacon e queijo e misturar até bem misturados. Adicionar gradualmente leite e mexer com as mãos até que fique bem misturado

- Com uma colher cheia, colocar a mistura no tabuleiro preparado. Com os dedos, achatar ligeiramente os biscoitos

- Cozer durante cerca de 12-15 minutos. Retirar a folha de biscoitos do forno

- Entretanto, numa tigela, misturar a manteiga derretida e o dente de alho restante

- Retirar a folha de cozedura do forno e cobrir a parte superior de cada biscoito com a mistura de alho.

- Agora, liguem a grelha. Cozer as bolachas durante cerca de 2 minutos ou até a parte superior ficar castanha dourada.

- Servir quente

Informação nutricional por porção:
Calorias 272; Proteína 9.6.1g; Carboidrato 17.8g; Açúcares 1.1; Fibra 0.6g; Gordura 18.1g (Gordura saturada 10.2g)

12.
BOLINHOS/MUFFINS CETOGÊNICOS

Muffins de Chocolate Cetogênicos

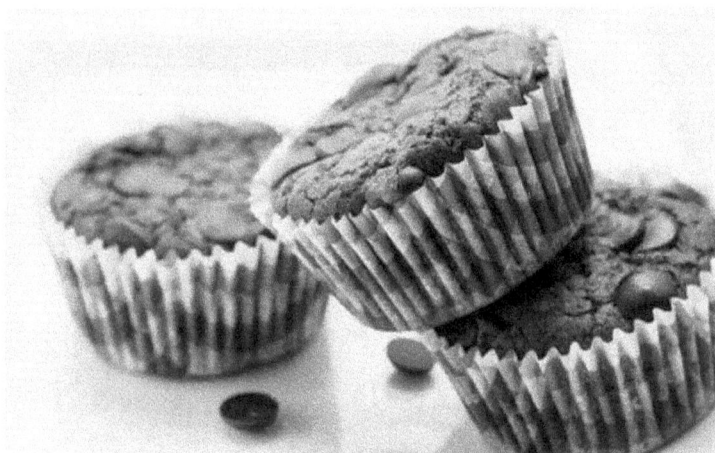

Tempo de preparação: 10 minutos

Tempo de cozimento: 20 minutos

Tempo total: 30 minutos

Rendimento: 12 muffins

Ingredientes: ½ chávena de chávena de chocolate sem açúcar; 3 onças de manteiga sem sal, derretida; 2/3 chávenas de creme de leite; 3 ovos; 1 colher de *chá de extrato de baunilha; 1 ½ colher de chá de fermento em pó; ½ chávena de eritritol; ½ chávena de cacau sem açúcar em pó; 1 chávena de farinha de amêndoa*

Instruções

- Pré-aquecer o forno a 350°F (177°C)

- Misturar o fermento em pó, eritritol, cacau em pó e farinha de amêndoa numa tigela

- Adicionar as natas pesadas, ovos, baunilha e misturar bem. Adicionar a manteiga derretida e mexer para combinar. Adicionar as lascas de chocolate e depois continuar a mexer

- Preparar uma lata de muffins padrão de 12 porções forrando-a com papel de cupcake e depois verter a mistura para dentro da lata

- Cozer durante cerca de 20 minutos

- Pode comer os muffins imediatamente ou deixá-los arrefecer na frigideira primeiro.

Muffins de Avena

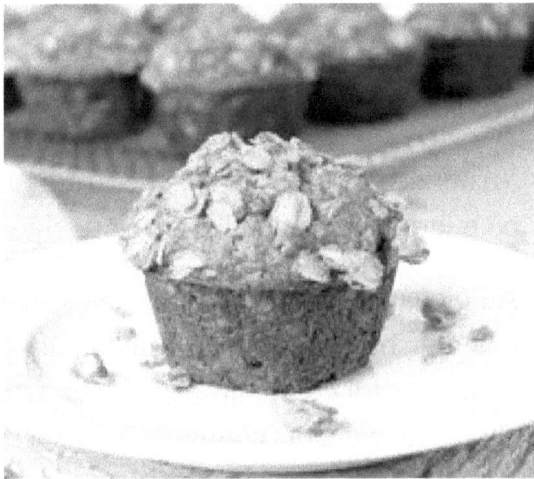

Tempo de preparação: 20 minutos

Tempo de cozimento: 18 minutos

Tempo total: 38 minutos

Rendimento: 10 Muffins

Ingredientes: *½ chávena mais 1 colher de sopa de açúcar mascavado; 1¾ chávenas de aveia de cozinha rápida; 1¼ chávenas de farinha para todos os fins; 1 colher de chá de fermento em pó; ¾ mais 1/8 colheres de chá de canela moída; 1 chávena de molho de maçã não adoçado; ½ chávena de leite sem gordura; 3 colheres de sopa de óleo de canola; 1 clara de ovo; 1 colher de sopa de manteiga derretida*

Instruções

- Pré-aquecer o forno a 204°C (400°F). Unte 10 chávenas de uma lata de muffins

- Numa tigela grande, misturar 1½ chávenas de aveia, farinha, ½ chávena de açúcar castanho, fermento em pó, bicarbonato de sódio, canela e sal. Numa outra tigela, adicionar molho de maçã, leite, óleo e clara de ovo e bater até bem misturado. Colocar a mistura de leite na tigela de farinha e mexer até ficar macia.

- Para cobrir: numa tigela, adicionar ¼ chávena de aveia, 1 colher de sopa de açúcar castanho, 1/8 colher de chá de canela e manteiga e mexer até se formar uma mistura crocante

- Colocar a mistura de farinha em moldes de muffins preparados em cerca de ¾ capacidade e polvilhar com a mistura de migalhas.

- Cozer durante 16-18 minutos ou até que um espeto inserido no centro dos muffins saia limpo

- Retirar do forno e colocar sobre uma grelha de arrefecimento durante cerca de 10 minutos. Vire cuidadosamente os muffins e coloque-os na prateleira para arrefecerem completamente antes de servir

Informação nutricional por porção:
Calorias 207; Proteína 4,3g; Carboidratos 33,3g; Açúcares 11,1; Fibra 2,3g; Gordura 6,5g (Gordura saturada 1,2g)

Muffins de Nozes e Linho

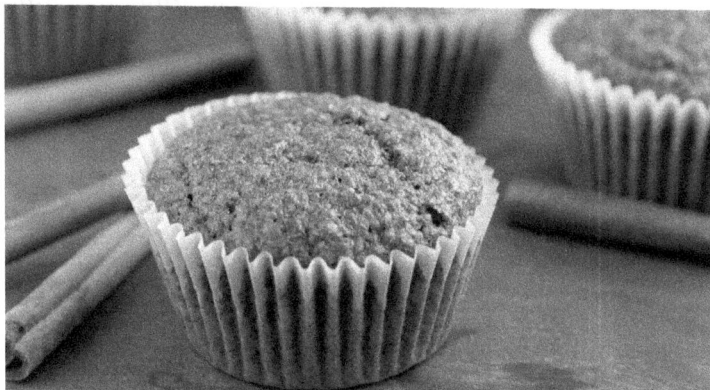

Tempo de preparação: 10 minutos

Tempo de cozimento: 20 minutos

Tempo total: 30 minutos

Rendimento: 12 muffins

Ingredientes: ½ colher de chá de bicarbonato de sódio; 1 colher de chá de sumo de limão; 2 colheres de chá de canela; 2 colheres de chá de extrato de baunilha; ¼ chávena de farinha de coco; ½ chávena de adoçante granulado; uma pitada de sal marinho;

½ chávena de óleo de abacate ou outro óleo; 4 ovos cozidos; 1 chávena de sementes de linho dourado moídas ou simplesmente comprar farinha de linho moída

Opcional: 1 chávena de nozes picadas

Instruções

- Pré-aquecer o forno a 163°C (325°F)

- Se utilizar sementes inteiras de linho dourado, colocá-las num moedor de café e moê-las, depois medir 1 chávena.

- Numa tigela, adicionar os ingredientes da seguinte forma: sementes de linho moídas / farinha de linho, ovos, óleo de abacate, adoçante, farinha de coco, baunilha, canela, sumo de limão, bicarbonato de sódio, sal marinho e, por fim, as nozes picadas (se estiver a usar). Misturar tudo até que esteja bem combinado. Pode usar uma batedeira eléctrica, mas se o fizer, adicione as nozes no final.

- Cozer durante 18-22 minutos.

Bolinhos de Mirtilo

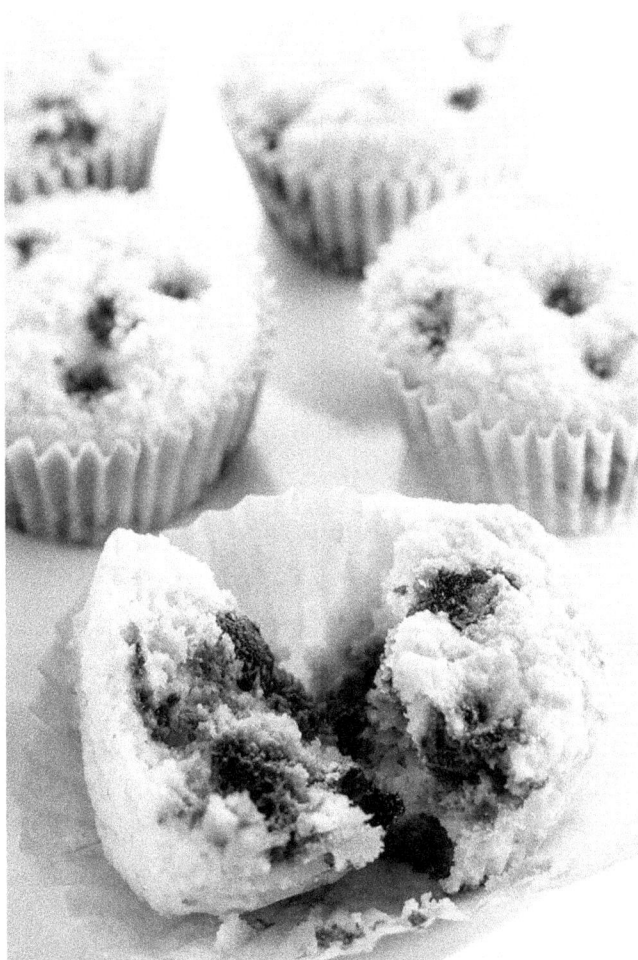

Tempo de preparação: 10 minutos

Tempo de cozimento: 25 minutos

Tempo total: 35 minutos

Rendimento: 12 cupcakes

Ingredientes: ¾ chávena de mirtilos; ½ colher de chá de extrato de baunilha; 3 ovos grandes; ⅓ chávena de leite de amêndoa não adoçado; ⅓ chávena de óleo de coco ou manteiga (medida no estado sólido e depois derretido); ¼ colher de chá de sal marinho (opcional - recomendado); 1 ½ colher de chá de fermento em pó sem glúten; ½ chávena de eritritol (ou outro edulcorante granulado); 2 ½ chávenas de farinha de amêndoa branqueada

Instruções

- Pré-aquecer o forno a 350°F (177°C)

- Prepare o seu molde de muffins forrando-o com 12 papéis de pergaminho ou moldes de muffins de silicone

- Misturar sal marinho, fermento em pó, eritritol

e farinha de amêndoa numa tigela grande. Misturar extrato de baunilha, ovos, leite de amêndoa e óleo de coco derretido, depois adicionar mirtilos

- Encher os moldes com partes iguais de massa e cozer durante cerca de 20 a 25 minutos ou até que um palito seja inserido e saia limpo e o topo seja dourado.

Informação nutricional por porção:
Calorias 217; Proteína 7g; Carboidrato 6g; Gordura 19g

Muffins Recheados de Amora Preta

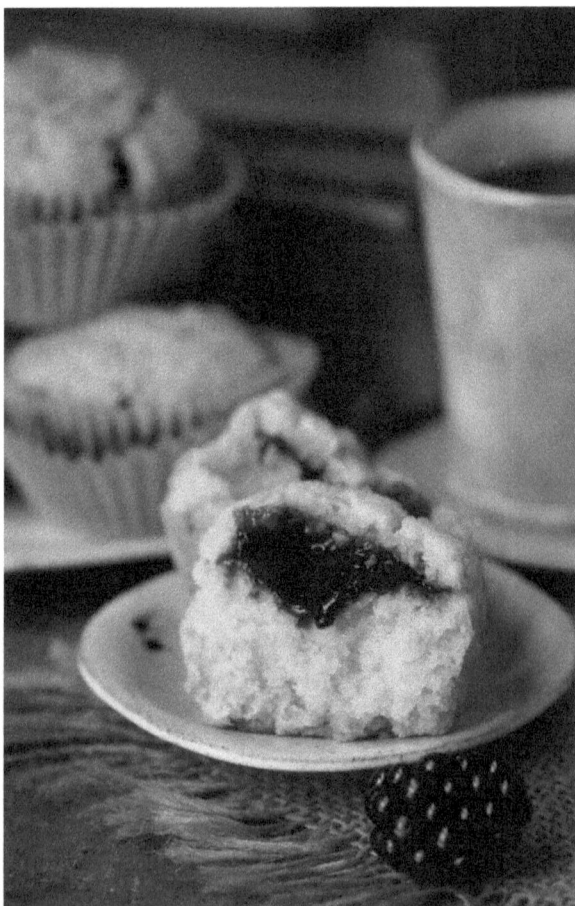

Tempo de preparação: 20 minutos

Tempo de cozedura: 25 minutos

Tempo total: 45 minutos

Rendimento: 12 muffins

Ingredientes:

Para o recheio das moras: Para o recheio de amora: 1 chávena de amoras congeladas ou frescas; 1 colher de sopa de sumo de limão; 2 colheres de sopa de água; ¼ colher de chá de goma xantana; 3 colheres de sopa de estevia eritritol granulada

Para a massa do muffins: ½ colher de chá de extrato de limão; 1 colher de chá de extrato de baunilha; ¼ chávena de óleo de coco, manteiga ou manteiga derretida; ¼ chávena de leite de amêndoa não adoçado; 4 ovos grandes; 1 colher de chá de fermento em pó granulado; ½ colher de chá de sal; 1 colher de chá de raspa de limão fresco; ¾ chávena de mistura de eritritol/estevia granulada; 2 ½ chávenas de farinha de amêndoa extrafina.

Instruções

Para o recheio de amora preta:

- Bater goma xantana e edulcorante granulado numa caçarola de 1 ½ quart. Adicionar sumo de limão e água uma colher de sopa de cada vez, mexendo entre as adições.

- Acrescentar as amoras e depois aquecer em lume médio-baixo. Deixar em lume brando, mexer frequentemente e depois baixar o calor. Ferva em lume brando durante cerca de 10 minutos até as bagas se quebrarem e formarem uma compota espessa e xaroposa, depois retire do calor.

- Deixe a mistura arrefecer

Para a massa dos muffins:

- Pré-aquecer o forno a 350°F (177°C)

- Colocar papel manteiga nos moldes e reservar.

- Bater juntos o detergente em pó, sal marinho, casca de limão, edulcorante granulado e farinha de amêndoa numa tigela média.

- Bater o extracto de limão, extracto de baunilha, leite de amêndoa e ovos numa pequena tigela e depois deitar a manteiga enquanto se bate.

- Verter lentamente os ingredientes húmidos sobre os ingredientes secos enquanto se mexe, depois colocar a massa sobre os copos dos muffins preparados para encher cerca de 1/3.

- Utilizar uma colher ou dedos limpos para formar um buraco nas taças de massa e depois deitar uma colher cheia da compota de amora arrefecida em cada buraco. Utilizar a massa restante para cobrir a compota de amora para que cada chávena esteja 2/3 cheia.

- Cozer até o topo saltar para trás quando tocado levemente durante cerca de 25 a 30 minutos.

- Armazenar o que é deixado num recipiente hermético no frigorífico ou no refrigerador.

Informação nutricional por porção:
Calorias 199; Proteína 7g; Carboidratos 4g; Gordura 17g

Bolinhos de Chocolate

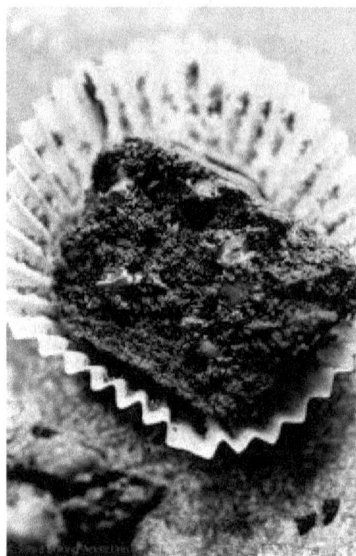

Tempo de preparação: 15 minutos

Tempo de cozimento: 20 minutos

Tempo total: 35 minutos

Rendimento: 12 muffins

Ingredientes: 2 chávenas de farinha universal; 1

chávena de açúcar branco; ½ chávena de cacau em pó não adoçado; 1 colher de chá de bicarbonato de sódio; 1 chávena de iogurte natural; ½ chávena de leite; ½ chávena de óleo vegetal; 1 ovo; 1 colher de chá de extracto de baunilha; 1 chávena de lascas de chocolate

Instruções

- Pré-aqueça o forno a 400°F (204°C) e lubrifique 12 chávenas de uma lata do muffins

- Numa tigela grande, colocar a farinha, açúcar, cacau em pó e bicarbonato de sódio e misturar bem. Numa outra tigela, adicionar iogurte, leite, óleo, ovo e baunilha e bater até ficar macio. Adicionar a mistura de ovos à tigela de mistura de farinha e misturar até ficar macia. Dobrar gentilmente ¾ chávena de lascas de chocolate

- Colocar a mistura em os copos dos muffins preparados, enchê-los aproximadamente ¾ e polvilhar com as restantes lascas de chocolate

- Cozer durante 20 minutos ou até que um espeto inserido no centro dos rolos saia limpo

- Retirar do forno e colocar sobre uma grelha de arrefecimento durante cerca de 10 minutos. Vire cuidadosamente os muffins e coloque-os na prateleira para arrefecerem completamente antes de servir

Informação nutricional por porção:
Calorias 328; Proteína 5,9g; Carboidrato 44,8g; Açúcares 26; Fibra 2,9g; Gordura 14,7g (Gordura saturada 5,5g)

Muffins de Queijo Creme

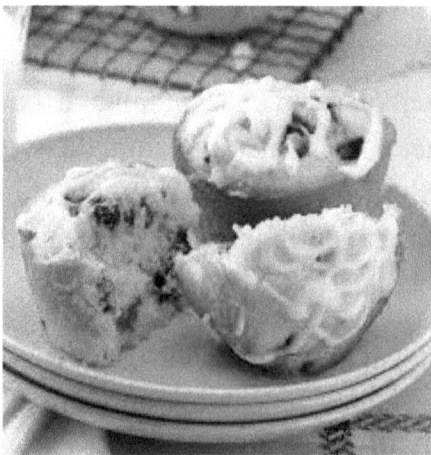

Tempo de preparação: 15 minutos

Tempo de cozedura: 15 minutos

Tempo total: 30 minutos

Rendimento: 6 muffins

Ingredientes: 1 chávena de farinha universal; ½ chávena de queijo creme, amaciado; ½ chávena de manteiga sem sal, amaciada; 1 colher de chá de fermento em pó; ½ colher de chá de sal; ½ colher de chá de pimentão fumado; ¾ chávena de leite

Instruções

- Pré-aquecer o forno a 218°C (425°F) e cobrir 6 copos de um molde dos muffins com revestimentos de silicone

- Na tigela de uma batedeira eléctrica, colocar todos os ingredientes exceto o leite e bater a uma velocidade média-alta durante cerca de 2 minutos. Adicionar lentamente o leite, batendo continuamente até bem misturado

- Transferir a mistura de queijo para os moldes uniformemente preparados

- Cozer durante cerca de 12-15 minutos ou até o

topo estar dourado

- Retirar do forno e colocar sobre uma grelha de arrefecimento durante cerca de 10 minutos. Vire cuidadosamente os muffins e coloque-os na prateleira para arrefecerem completamente antes de servir

Informação nutricional por porção:
Calorias 296; Proteína 4,8g; Carboidratos 18,4g; Açúcares 1,5; Fibra 0,7g; Gordura 22,9g (Gordura saturada 14,4g)

13.
RECEITAS BÔNUS

Pretzels de Presunto e Queijo

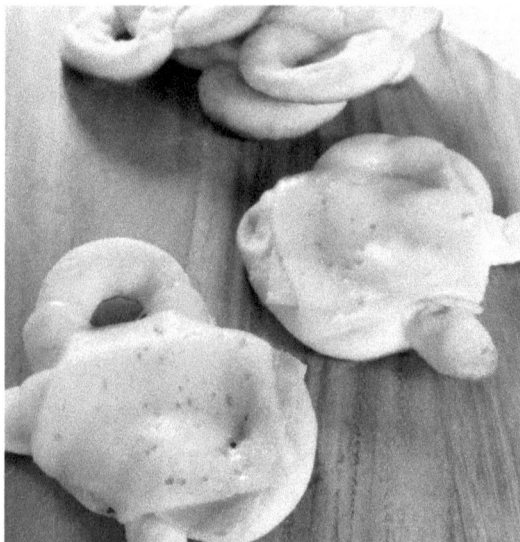

Tempo de preparação: 15 minutos

Tempo de cozimento: 20 minutos

Tempo total: 35 minutos

Rendimento: 4 porções

Ingredientes: 6 oz de queijo suíço; 6 oz de presunto; 5 colheres de sopa de creme de queijo; 3 chávenas *de queijo mozzarella ralado; 3 ovos grandes, divididos; 1 colher de chá de cebola em pó; 1 colher de chá de alho em pó; 1 colher de sopa de fermento em pó; 2 chávenas de farinha de amêndoa branqueada; uma pitada de sal marinho grosso para cobrir*

Instruções

- Pré-aqueça o forno a 218°C (425°F)

- Preparar um tabuleiro com uma borda, forrando-o com papel pergaminho.

- Misturar cebola em pó, alho em pó, fermento em pó e farinha de amêndoa numa tigela média e misturar até bem combinado.

- Numa tigela pequena, parta um dos ovos e bata com um garfo; ponha-o de lado e depois pinte os pretzels. Os restantes ovos vão para a massa.

- Combinar queijo creme e queijo mozzarella numa tigela grande à prova de micro-ondas durante 1 ½ minutos, depois remover e mexer para combinar.

- Micro-ondas novamente por mais 1 minuto e mexer até bem combinado.

- Adicionar a mistura de farinha de amêndoa e os restantes ovos a uma tigela com mistura de queijo e mexer até bem combinados.

- Micro-ondas a massa novamente por mais 30 segundos para amolecer se se tornar impraticável e demasiado fibroso, depois continuar a misturar.

- Dividir a massa em 6 peças iguais e enrolar cada peça numa peça longa e fina, como um pauzinho, e depois dobrar cada peça em forma de pretzel.

- Utilizar o ovo lavado para escovar a parte superior de cada pretzel e depois adicionar um pedaço de presunto e queijo suíço. Polvilhar a parte superior com sal grosso do mar e cozer na grelha do meio até à castanha dourada durante 12 a 14 minutos.

Informações nutricionais por porção:
Calorias 577; Proteína 36g; Carboidrato 14g; Gordura 44g

Pretzels de Queijo Pequenos

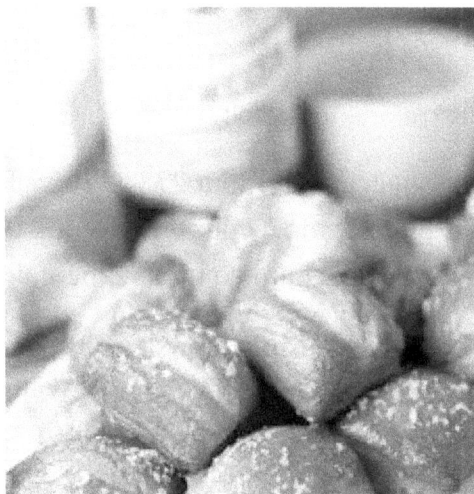

Tempo de preparação: 15 minutos

Tempo de cozimento: 14 minutos

Tempo total: 29 minutos

Rendimento: 6 porções

Ingredientes: xícaras de farinha de amêndoa; escaldado, 1 colher de sopa de fermento em pó; 1 colher de chá de alho em pó; 1 colher de chá de cebola em pó; 3 chávenas de queijo mozzarella, *ralado; 5 colheres de sopa de queijo creme, 3 ovos grandes, batido; sal marinho grosso, para cobrir.*

Instruções

- Pré-aquecer o forno a 218°C (425°F). Colocar um suporte no centro do forno. Cobrir uma folha de cozedura com papel pergaminho.

- Numa tigela, misturar farinha de amêndoa, fermento em pó, cebola em pó, e alho em pó.

- Numa grande tigela que pode ser colocada no micro-ondas, adicionar mozzarella e cream cheese e micro-ondas durante aproximadamente 2½ minutos, mexendo uma vez após 1½ minutos. Acrescentar a mistura de farinha e 2 ovos e misturar até se obter uma boa mistura.

- Transferir massa para a superfície enfarinhada e cortar em 6 porções de igual tamanho. Envolver cada porção numa corda e fazer um U de cada uma. Cruzar cada forma em U e pressionar para baixo no fundo da forma em U para formar uma forma de pretzel.

- Colocar pretzels em folha de cozedura

preparada. Cobrir cada pretzel com o restante ovo batido e polvilhar com sal grosso.

- Cozer durante cerca de 12-14 minutos ou até o topo ser castanho dourado.

- Retirar do forno e colocar a folha de cozedura sobre uma grelha de arame para arrefecer ligeiramente antes de servir.

- Servir quente.

Informação nutricional por porção:
Calorias 324; Proteína 15,9g; Carboidrato 10,7g; Fibra 4,1g; Açúcares 1,8; Gordura 26,6g (Gordura saturada 5,4g).

Pão Challah Doce

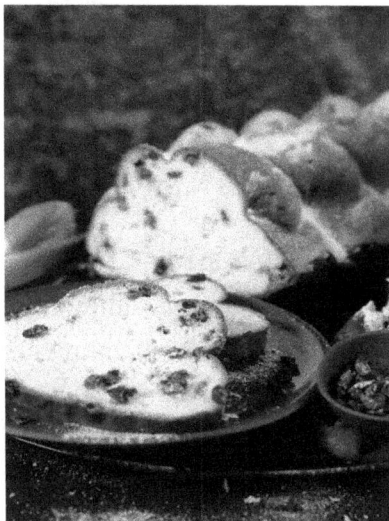

Tempo de preparação: 10 minutos

Tempo de cozimento: 45 minutos

Tempo total: 55 minutos

Rendimento: 22 porções

Ingredientes: ¼ *chávena de amoras secas; ½ raspa de limão, 1 colher de chá de goma xantana; 2 ½ colher de chá de fermento em pó; ⅓ colher de chá de bicarbonato de sódio; ½ colher de chá de sal; ⅔ chávena de chá de proteína de baunilha; 1 chávena de proteína sem sabor; 50g de óleo; 60g de creme de leite; 60g de manteiga; 345g de queijo cremoso; 50g de Sukrin plus; 4 ovos.*

Instruções

- Pré-aqueça o forno a 160°C (320°F)

- Misturar os ovos até estarem suavemente no pico e depois adicionar, adicionar o substituto do açúcar e misturar mais uma vez.

- Adicionar queijo creme e os restantes ingredientes líquidos e misturar novamente.

- Adicionar todos os ingredientes secos uma vez que a mistura esteja bem integrada e misturar.

- Utilizar um misturador para combinar a casca de limão fresca e os mirtilos e depois misturar suavemente na mistura.

- Colocar a massa sobre uma assadeira de silicone de acordo com a forma desejada e cozer durante 45 minutos.

Informação nutricional por porção:
Calorias 158; Proteína 9g; Carboidratos 2g; Gordura 13g.

Scones de Amêndoas

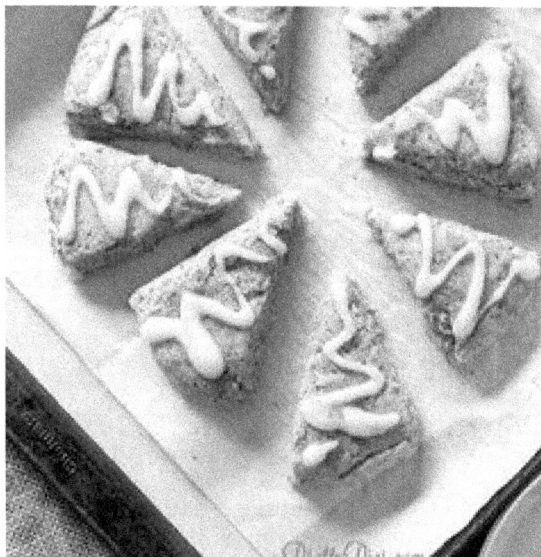

Tempo de preparação: 15 minutos.

Tempo de cozimento: 25 minutos.

Tempo total: 40 minutos.

Rendimento: 8 porções

Ingredientes: ¼ chávena de amêndoas fatiadas; 1 colher de chá de extrato de laranja; ¼ chávena de manteiga derretida; ¼ chávena de nata batida pesada; 1 ovo grande; ¼ colher de chá de sal marinho; 1 colher de chá de fermento em pó; ¼ chávena de remoinho; ¼ chávena de farinha de coco; 1 chávena de farinha de amêndoa

Para o vidrado: 3 colheres de sopa de Swerve em pó; 1 colher de sopa de manteiga; 1 colher de sopa de creme de queijo

Instruções

- Pré-aquecer o forno a 350°F (177°C)
- Preparar um tabuleiro para cozer forrando-o com papel pergaminho e depois pô-lo de lado.

- Bater o xarope de guisado, o fermento em pó, a farinha de coco e a farinha de amêndoa numa tigela grande e depois fazer um buraco na mistura.

- Quebrar os ovos no poço e bater, depois deitar o extrato de laranja, manteiga derretida e natas batidas e mexer até ficar liso. Acrescentar as amêndoas fatiadas e mexer bem.

- Colocar a massa sobre a assadeira previamente preparada e depois formar um pão redondo com as mãos. Cortar a massa em 8 peças, certificando-se de que existe alguma distância entre elas.

- Cozer até dourar durante 25 minutos, depois desligar o forno e deixar os scones permanecerem no forno por mais 10 a 15 minutos.

- Entretanto, preparar o congelamento colocando o queijo creme e a manteiga no micro-ondas durante cerca de 30 segundos a 1 minuto. Utilizar um garfo para bater bem e deixar dissolver a manteiga e o queijo, até obter um vidrado suave.

- Polvilhe o congelamento sobre os seus scones

e desfrute

Ceto Scones

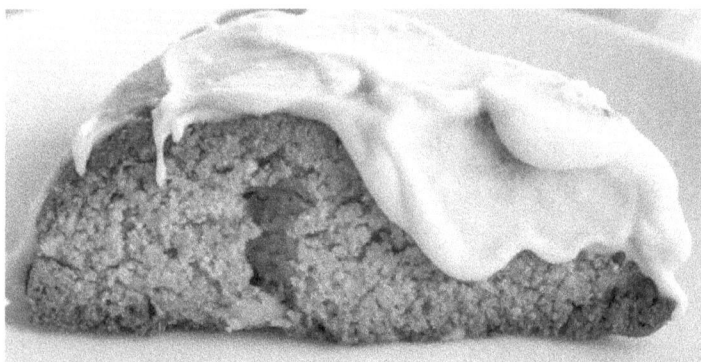

Tempo de preparação: 10 minutos

Tempo de cozimento: 40 minutos

Tempo total: 50 minutos

Rendimento: 8 porções

Ingredientes: ⅔ *chávena de nozes peça picadas grosseiramente, 2 colheres de chá de extrato de bordo, 2 ½ colheres de sopa de manteiga fria (picada em pedaços pequenos), 1 ovo grande, ½ chávena de creme de leite, 1 colher de sopa de fermento em pó, ½ colher de chá de sal, 2 colheres de sopa de colagénio, ¼ chávena de adoçante, ½ chávena de farinha de coco, 1 ½ chávena de farinha de amêndoa*

Para o glacê de Acer: *2 colheres de chá de água, 1 colher de sopa de creme de leite, 1 colher de chá de extrato de Acer, ½ chávena de eritritol em pó*

Instruções

- Pré-aquecer o forno a 350°F (177°C)

- Prepare o seu tabuleiro para o forno forrando-o com papel pergaminho

- Adicione os ingredientes secos ao seu processador de alimentos e pulsar até estarem bem combinados. Adicionar o extrato, manteiga, ovo e nata, e depois pulsar até formar migalhas. Adicionar as nozes e processar até que a massa forme uma bola. Isto leva cerca de 1 a 2 minutos

- Colocar a massa sobre a assadeira preparada e

pressioná-la num círculo, depois cortá-la em 8 pedaços. Desenrole-os para deixar pelo menos meia polegada entre eles

- Cozer até dourado e firme durante 40 minutos. Cobrir os scones com folha de alumínio se começarem a dourar; verificar após 15-20 minutos. Refrigerar completamente.

- Prepare a cobertura de bordo, combinando todos os ingredientes de gelo e depois espalhe nos seus scones refrigerados. Desfrute!

Informação nutricional por porção:
Calorias 302, Proteína 7g, Carboidratos 11g; Gordura 27g.

14.
CONSELHOS E TRUQUES

Comprar uma balança de cozinha

Manter registos precisos é essencial para saber quantos hidratos de carbono, gorduras e proteínas se consome. O palpite pode ser caro, pois um bife de 6 onças pode muito bem ser um pedaço de carne de 8 onças. Tem de ser preciso para manter o seu corpo na forma correta. Aqui estão algumas opções a considerar ao comprar uma nova balança de cozinha:

- Placa removível: Por razões de saúde, uma placa removível permitir-lhe-á manter os germes à distância para facilitar a limpeza.

- Auto-off: Procure uma balança que não tenha um botão de auto-off. Nada é mais frustrante do que somar os totais dos seus alimentos, e desliga-se!

- Ter um botão de conversão: Muitos dos websites e aplicações de receitas utilizam diferentes unidades de medida. É benéfico ter um que possa converter onças em gramas para medir facilmente a sua comida.

- Função tara: Uma função tara permitir-lhe-á repor a escala a zero quando colocar pratos, taças ou outros itens na escala.

Comprar utensílios úteis

Na sociedade atual, tem muitos aparelhos úteis para utilizar na sua cozinha. Cozinhar de forma mais saudável é muito mais fácil, mais preciso e mais rápido. Este segmento irá esclarecê-lo com algumas dessas ferramentas:

- **Spirler vegetal:** pode preparar legumes saborosos de forma rápida e fácil, sem o incómodo extra

- **Copos e colheres de medição:** Compre um conjunto de copos e colheres de medição de qualidade para se certificar de que utiliza medições precisas. Muitas das receitas não incluem a métrica padrão e as dimensões americanas. É melhor poupar tempo e obter a informação ali mesmo nas suas ferramentas.

Conselhos para poupar tempo

Pense em quantas vezes já experimentou "momentos" de não sentir vontade de passar horas na cozinha a preparar o jantar. Identifica? Como nas alturas durante as férias em que se planeia ter uma casa cheia de hóspedes; será isso verdade? Não se preocupe porque tem o seu fabuloso forno e todas estas novas receitas para experimentar na sua cozinha. Aqui estão algumas formas de facilitar um pouco as coisas:

Poupe muito esforço e tempo: tudo o que precisa são boas receitas e algum do seu valioso tempo. Na maioria dos casos, estas receitas são orientadas para um estilo de vida rápido e estarão prontas em apenas alguns passos simples. Após algum tempo e prática, terá uma lista dos seus favoritos.

Preparar a comida com o seu fogão lento pode colocá-lo à frente do jogo. Pode preparar a refeição na noite anterior, se tiver um dia atarefado planeado. Tudo o que precisa é de alguns minutos de preparação. Basta adicionar todos os ingredientes (se puderem ser combinados durante a noite) na panela, por isso quando acordar na manhã seguinte; basta tirá-lo do frigorífico e deixá-lo atingir a temperatura ambiente. Ligue-o quando sair pela porta e o jantar estará pronto quando chegar a casa.

Poupe na hora do jantar: ter uma boa refeição em casa é muito mais pessoal para a sua família, porque você fez o jantar! Não só isso, eliminará a tentação de encomendar alimentos que podem não ser tão saudáveis e serão também mais caros do que o jantar em casa.

Atenção aos líquidos extra: não há necessidade de utilizar ingredientes extra para além dos descritos em cada uma das receitas. Idealmente, não se deve encher o pote de crock mais de metade ou dois terços cheio. Demasiado líquido provocará fugas do topo e pode resultar numa refeição de má qualidade.

Cozinhe-o lentamente e deixe-o em paz: um fogão lento é conhecido por criar pratos deliciosos enquanto realça todos os sabores naturais. Portanto, cumpra a sua agenda ocupada e não se preocupe! Não há necessidade de se preocupar em verificar (a menos que a receita o exija). Cada vez que a tampa é retirada, o calor valioso escapa, resultando num atraso nos tempos recomendados. Basta ter em mente esta dica, embora seja tentador abrir o pote e cheirar os aromas!

Conselhos para ir jantar fora

Quando optar por comer fora; seja inteligente e faça alguma pesquisa online antes de sair de casa. Muitos dos restaurantes têm agora uma presença online para tornar a dieta numa aventura menos assustadora. Tente planear as suas refeições com antecedência, sempre que possível. Aqui estão algumas dicas que podem ajudar:

- **Pequeno almoço:** por vezes não há nada melhor do que ovos, se se quiser jogar pelo seguro. Poderá ter alguns encargos, mas depois de ter utilizado algumas das receitas deste livro, saberá como medir os seus hábitos alimentares para a refeição mais importante do dia.

- **Almoço:** Peixe e frango são normalmente boas escolhas. Muitos restaurantes oferecem agora menus amigos da dieta. Experimente algo como uma salada de frango ou uma salada normal. Tenha cuidado com o curativo que usa. Experimente vinagrete, vinagre simples ou azeite de oliva extra virgem.

- **Jantar:** escolher sempre um legume verde fresco com um corte de carne magra como prato principal. Experimente um prato tentador de brócolos e bife. Gostoso!

Opções de refeições - Tenha cuidado

Os produtos à base de trigo contêm uma enorme quantidade de hidratos de carbono. Isto irá eliminar uma pizza ou tortilha e um prato de batatas fritas. Também ficará desapontado por não poder ter uma batata cozida. Pedir um substituto com outro prato lateral. A maioria dos restaurantes terá todo o prazer em satisfazer o seu pedido, especialmente se souber que está a seguir um determinado plano alimentar.

15.
ERROS COMUNS NA DIETA CETOGÊNICA

Aqui estão algumas escolhas infelizes feitas pelos dieters como razões que poderiam causar o fracasso da sua dieta. Mudar a sua dieta deve adequar-se ao seu estilo de vida, por isso a tarefa não precisa de se tornar temida; isto é, se planear o caminho para o sucesso antes das refeições.

Aprenda com os seus erros, e estes são alguns que podem acontecer ao longo do caminho:

Erro #1: Fazer dieta sozinho: fazer dieta é um desafio, mas muitas pessoas descobriram que fazer dieta com outro amigo ou membro da família pode tornar o trabalho de casa menos estressante. Muitas das tentações podem ser eliminadas se todos estiverem na mesma página. Também pode juntar-se a um grupo de apoio online ou, melhor ainda, começar a sua própria equipa. O elemento principal é estar rodeado por pessoas que compreendem a sua luta. O elogio de perder libras e centímetros enquanto se mantém saudável é o que a dieta Keto! é.

Erro #2: Jantar ao pé do relógio: Só porque o relógio diz que é meio-dia ou 8:00 horas de jantar não significa que se deva comer. Se já o fez no passado, compreende a captura. Um passo crucial na dieta é que nunca se deve comer a menos que se esteja com fome. Tire as pistas do seu corpo, não do relógio.

Erro #3: Obsessão sobre a balança: Ser pesado muitas vezes pode levar a contratempos, porque não se pensa que se está a progredir tão depressa como se quer neste momento. Tem de perceber que os números que está a ver na balança são de trabalhos anteriores; hoje não. O seu peso flutuará diariamente de acordo com o peso da água, por isso não é tão fiável, por isso espere uma semana ou mais antes de se pesar.

Erro #4: Obsessão por macros: o plano de dieta keto elimina muito do stress da contagem de macros. É um processo simples para rastrear os números, mas sem se obcecar com eles.

Erro #5: Falta de compromisso: deve estar preparado para mudar o seu estilo de vida e estar determinado a comer pela sua saúde. Tem de estar 100% empenhado no plano para colher os resultados promissores. Só se sabe quantas gramas de comida se consumiu num dia. Seja honesto ao registar as quantidades de consumo.

Erro #6: Falta de nutrientes essenciais: De acordo com os peritos, deve ingerir sal na sua dieta todos os dias. Deve consumir um mínimo de duas colheres de chá por dia, bem como vitamina D e magnésio, enquanto estiver no plano keto. Muitos dos nutrientes são fornecidos através dos alimentos.

Erro #7: Comer os tipos errados de gordura: deve-se evitar sementes e óleos vegetais (muitos armazenados em recipientes de plástico). Em vez disso, comprar gorduras saturadas como a manteiga, gorduras animais ou óleo de coco, e gorduras monoinsaturadas como o azeite e o óleo de peixe.

Erro #8: Comer demasiadas proteínas: A proteína fornece um macro essencial para a construção dos seus músculos, órgãos e outros tecidos moles. Os seus esforços para alcançar a cetose serão sabotados se consumir demasiadas proteínas. O excedente será transformado em glicose se comer mais do que necessita.

Erro #9: Comparação com outros: O sucesso deste plano de dieta depende do que se pensa ser justo e correto, não do que os outros pensam ser correto. Todos ganham e perdem peso de forma diferente; não é a mesma coisa para todos. Só porque um amigo perdeu 30 quilos em 30 dias e você não o fez; não faz de si um fracasso. Significa apenas que tem de ser mais diligente e tentar novamente.

CONCLUSÃO

As seguintes são algumas das melhores razões pelas quais deve fazer o seu próprio pão. Uma vez que os compreenda, provavelmente nunca mais vai querer comprar pão comprado na loja.

Fazer o seu próprio pão é muito mais saudável

Mencionámos isto na secção anterior, mas cozer o seu próprio pão é realmente a melhor maneira de o fazer. Isto deve-se principalmente ao facto de estar familiarizado com todos os ingredientes que foram introduzidos na sua tigela de pão. Isto independentemente de estar a fazer pão, bolo, muffins, etc.

Quando souber que cada ingrediente que adicionou é orgânico e irá beneficiar o seu corpo, então nunca terá de se preocupar com os aditivos que são adicionados à massa do pão produzido.

Independentemente da frequência com que um fabricante de pão possa dizer que o seu pão é excelente, se tiver sido feito para massa, o pão terá inevitavelmente aditivos que não irão de forma alguma ajudar o seu corpo. Não vai querer comer este pão; vai querer comer o pão saudável que você mesmo fez.

É uma óptima maneira de acrescentar um toque da sua arte às celebrações.

Porque há muitas maneiras de fazer pão, pode incorporá-lo em quase todas as celebrações ou reuniões. É muito mais gratificante saber que criou algo por si próprio, em vez de saber que demorou apenas alguns minutos a comprar algo que foi feito anteriormente.

Certamente, há alturas em que estamos gratos por só podermos sair e comprar comida, mas é uma pena que o mundo moderno nos tenha distanciado tanto de algumas das formas tradicionais que utilizávamos para preparar a nossa comida.

Fazer o seu próprio pão é uma óptima forma de se reconectar com a sua cultura e sentir que realizou algo que pode partilhar com outros.

Ajuda a rebelar-se contra as grandes corporações

Não há muitos momentos na vida em que sentimos que podemos realmente fazer a diferença no mundo, especialmente quando há tantas grandes empresas que parecem estar a tomar o controle de tudo. Mas surpreendentemente, ao preparar a sua própria comida, está de facto a defender-se e não a comprar algo que foi produzido apenas para satisfazer as massas, e não algo que foi feito para lhe proporcionar nutrição. Defenda-se a si próprio e aos seus entes queridos fazendo algo que irá preparar por si próprio, sem ser derrotado pelas grandes corporações.

Uma dieta cetogénica baseia-se na ideia de que comer alimentos ricos em gordura e com baixo teor de hidratos de carbono irá acelerar o ritmo a que o seu corpo queima gordura. Quando consome pouco ou nenhum carboidrato, o seu corpo entrará num estado chamado "cetose".

O objetivo de comer alimentos com baixo teor de

cetogénicos de carboidratos é levar o seu corpo a um estado de cetose. Quando isto acontece, o corpo produz cetonas que fornecem um combustível alternativo baseado em gordura em vez de hidratos de carbono.

Um dos maiores inconvenientes de se tornar completamente cetogénico é que se tem de desistir de produtos cozidos como pão, pães, pãezinhos, muffins, etc. Isto é um sacrifício demasiado grande para muitas pessoas e é um obstáculo frequente no caminho para a perda de peso.

Este livro de cozinha tem como objetivo resolver esse problema. Muitas pessoas não se apercebem disto, mas há muitos produtos cozinhados deliciosos que podem ser feitos usando apenas ingredientes com baixo teor de carboidratos que são totalmente compatíveis com uma dieta cetogênica!

Existem várias alternativas populares à farinha de cereais que são apropriadas para uma dieta cetogênica. Talvez os substitutos mais fiáveis da farinha refinada com elevado teor de hidratos de carbono sejam a farinha de coco e de amêndoa, bem como a casca de psílio em pó.

Uma das razões pelas quais as pessoas não começam

a fazer o seu próprio pão cetogénico em casa é por causa do mito de que fazer o seu próprio pão é difícil ou requer muito equipamento especializado.

Nada poderia estar mais longe da verdade! É provável que todo o equipamento de que necessita para fazer um delicioso pão caseiro de baixo teor de carboidratos já esteja na sua cozinha.

Vai precisar de algumas boas tigelas de mistura, tabuleiros de cozer, latas de muffins e alguns ingredientes simples que pode facilmente encontrar no seu supermercado local. É isso mesmo! Nada complicado, certo?

Estas receitas de pão cetogênico destinam-se a ser deliciosas e completamente cetogênico, mas também se destinam a ser acessíveis a todos, independentemente de ter equipamento especial para fazer pão ou de ter alguma experiência em cozer pão.

Com estas receitas na ponta dos dedos, não precisa de deixar nada entre si e uma perda de peso bem sucedida com uma dieta cetogênica!

KETO

Preparação de Refeições

RECEITAS CETOGÊNICAS COM BAIXO TEOR DE CARBOIDRATOS PARA QUEIMAR GORDURAS, PERDER PESO E MELHORAR A SAÚDE - ECONOMIZE TEMPO E DINHEIRO COM O KETO MEAL PREP - DIETA KETO PARA INICIANTES

KELLY KETLIS

www.ingramcontent.com/pod-product-compliance
Lightning Source LLC
Chambersburg PA
CBHW060318030426
42336CB00011B/1107